ÉCOLE DE MÉDECINE NAVALE DE TOULON

LEÇON

SUR

LES APPAREILS A FRACTURE

ET A COMPRESSION.

CLASSES NOUVELLES;

APPAREILS POLYDACTILES — A CHEVILLES MOBILES;

COMPRESSEUR ÉLASTIQUE ET GRADUÉ;

PAR

LE DOCTEUR JULES ROUX,

Chirurgien en chef de la Marine à Toulon,
Professeur de clinique chirurgicale,
Membre correspondant de l'Académie de médecine,
De la Société de chirurgie de Paris, des Sociétés de médecine de Marseille,
De Brest et de Constantinople,
Membre de la Société académique de Cherbourg,
Officier de la Légion d'honneur.

PARIS

TYPOGRAPHIE FÉLIX MALTESTE ET Cie,

Rue des Deux-Portes-Saint-Sauveur, 22.

1859

ÉCOLE DE MÉDECINE NAVALE DE TOULON

LEÇON

SUR

LES APPAREILS A FRACTURE

ET A COMPRESSION.

CLASSES NOUVELLES;

APPAREILS POLYDACTILES — A CHEVILLES MOBILES;

COMPRESSEUR ÉLASTIQUE ET GRADUÉ;

PAR

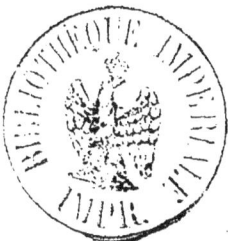

LE DOCTEUR JULES ROUX,

Chirurgien en chef de la Marine à Toulon,
Professeur de clinique chirurgicale,
Membre correspondant de l'Académie de médecine,
De la Société de chirurgie de Paris, des Sociétés de médecine de Marseille,
De Brest et de Constantinople,
Membre de la Société académique de Cherbourg,
Officier de la Légion d'honneur.

PARIS

TYPOGRAPHIE FÉLIX MALTESTE ET Cie,

Rue des Deux-Portes-Saint-Sauveur, 22.

1859

Publications de **l'Union Médicale**, Novembre et Décembre 1858.

LEÇON.

SUR

LES APPAREILS A FRACTURE ET A COMPRESSION.

CLASSES NOUVELLES ;

APPAREILS POLYDACTILES — A CHEVILLES MOBILES ;

COMPRESSEUR ÉLASTIQUE GRADUÉ.

———————

En commençant notre entretien d'aujourd'hui, permettez-moi de lui donner, comme frontispice, deux épigraphes propres à en indiquer le but et à justifier ce que paraît avoir d'étrange, au premier abord, l'association de mon double sujet.

> « L'habileté du chirurgien doit donc consister, essentiellement, à indiquer, à faire construire, et à mettre en jeu les meilleurs auxiliaires, les substitutions les plus convenables de ses *mains*, ou ceux qui ont le plus de rapport avec l'action admirable et si simple de ces dernières. »
>
> Mathias MAYOR, *Chir. simplifiée*, t. I, p. 148 (1841).

> Vous le voyez, de l'étude d'un appareil polydactile à fracture, nous sommes arrivés, sans transition brusque, à l'examen d'un appareil de compression générale, au compresseur élastique et gradué. C'est que ces deux choses, loin de s'exclure, se complètent : *contenir*, *comprimer*, n'est-ce pas la formule des conditions essentielles des deux genres d'appareils qui, dans le système que j'expose, marchent parallèlement et se prêtent de mutuels services en s'empruntant, pour des résultats souvent différents, quelques-uns de leurs éléments ?
>
> J. ROUX.

Messieurs,

La chirurgie navale a trop souvent à intervenir dans les fractures si fréquentes dans les arsenaux, sur les bâtiments, parmi les troupes des divers corps de la marine, pour qu'il n'y ait pas une grande utilité à insister sur les moyens que l'art possède d'y remédier et sur la possibilité de les compléter, de les perfectionner même, pour les applications qu'on peut en faire dans les campagnes et les villes, dans les hôpitaux, à la mer.

Quand on cherche à acquérir des notions précises sur les appareils à fractures des membres, on sent le besoin d'en faire en quelque sorte l'inventaire en les énumérant tous. Mais la multiplicité de ces appareils, les modifications plus innombrables encore qu'ils ont subies en vue de telle ou telle indication, rendent cette tâche presque impossible par l'obligation de réunir tous les documents épars dans les écrits anciens et modernes. A défaut de cette énumération, cherchons, en nous étayant des travaux les plus récents publiés en France, un ordre méthodique qui nous serve de classification.

Au commencement de ce siècle, les appareils à fractures n'étaient pas encore réunis en groupes distincts, puisque Thillaye, dans son *Traité des bandages*, les décrit isolément à l'occasion des bandages des membres.

M. Gerdy, en 1824, distribua avec plus d'ordre les bandages et les appareils en général, leur affecta des sections, des classes, des genres, des sous-genres, et rassembla ceux à fractures dans le 7me genre, 2me classe, section II, savoir : Bandages : *spiral, à bandes séparées, à* 18 *chefs*; — Appareils : *extensif, à double plan incliné*.

En 1844, M. le docteur Michel Thivet a fait paraître un volume qui se distingue par la précision et l'utilité pratique. Dans ce traité complet de *Bandages et d'anatomie appliquée à l'étude des fractures et des luxations*, l'auteur, après avoir établi trois classes de bandages : *simples, composés, mécaniques*, et avoir virtuellement rangé les appareils à fractures dans les deux dernières, décrit le plus souvent chacun d'eux suivant l'ordre d'apparition dans la science, à l'occasion de chaque fracture en particulier.

Le *Traité des fractures* de M. Malgaigne, publié en 1847, destiné à faire époque dans la science, consacre six classes d'appareils : 1° *attelles*, 2° *inamovibles*, 3° *en plâtre*, 4° *cuirasses*, 5° *hyponarthéciques*, 6° *à extension permanente*.

Dans son *Précis iconographique des bandages, pansements et appareils*, ouvrage aussi soigné dans la forme que complet dans le fond (1854), M. le docteur Goffres, médecin principal des armées, admet neuf genres d'appareils à fractures. Les bandages : 1° *spiral*, 2° *à 18 chefs*, 3° *à bandelettes séparées ;* — les appareils : 4° *à extension continue*, 5° *à plans inclinés*, 6° *gouttières, boîtes, caisses*, etc., 7° *hyponarthéciques*, 8° *agissant directement et isolément sur les fragments*, 9° *inamovibles et amovo-inamovibles*.

Enfin, un de mes élèves, qu'un accès pernicieux contracté au Sénégal, vient d'enlever, trop tôt hélas ! à la science et à l'affection de ses maîtres et de ses condisciples, M. Eugène Reynaud, chirurgien de 2me classe de la marine, dans sa thèse pour le doctorat soutenue en juillet 1857, à la Faculté de Montpellier, n'adopte plus que cinq classes, les appareils : 1° *à attelles*, 2° *inamovibles*, 3° *hyponarthéciques*, 4° *à extension continue*, 5° *mixtes*.

Mathias Mayor, dans son *Système de déligation chirurgicale*, dont l'originalité et le mérite sont justement appréciés, ne s'est bien occupé que d'un seul ordre d'appareils à fractures, de celui qu'il a appelé *hyponarthécique*. Il n'est pas inutile d'ajouter que les auteurs des traités généraux de pathologie externe et de médecine opératoire, s'étant inspirés le plus souvent des travaux spéciaux sur cette matière, ne contiennent rien de plus complet.

Il est assez difficile de saisir les principes qui ont servi de base à ces classifications. Thillaye a cédé à l'usage de fonder sur les divisions anatomiques du squelette les classification afférentes à la chirurgie; la similitude de la disposition des appareils, leur situation par rapport à la fracture, leur composition, leur forme, la durée de leur application, leurs usages, la réunion de plusieurs systèmes, l'ordre chronologique même, etc., ont servi à MM. Gerdy, Thivet, Malgaigne, Goffres, E. Reynaud, à nommer et à disposer les classes, les genres qu'ils ont admis.

Voici la classification adoptée dans mon enseignement : sera-t-elle capable, par sa simplicité, de mieux faire aborder aux élèves l'étude des appareils à fracture, dont l'effrayante multiplicité est bien propre à décourager l'esprit, entretenir le doute, provoquer l'indifférence, et perpétuer dans la pratique l'appareil le plus classique, malheureusement trop remarquable par ses succès et ses revers ? Sera-t-elle susceptible, par sa clarté, d'éclairer le dédale de ces appareils et de vous diriger dans le choix du meilleur ? Jugement capital s'il en fût, puisque, porté au début de votre carrière, il vous dominera dans toute votre pratique ! Appréciation délicate par excellence, puisque, malgré les traditions les plus constantes et les enseignements les plus autorisés, il vous faudra ne pas perdre de vue que ce qu'il importe le plus de savoir, ce n'est pas s'il y a des appareils défectueux qui peuvent, sans trop de péril, rendre des services entre des mains très habiles, mais bien s'il en existe un facile pour tous et exempt de danger, même entre les mains les moins exercées !

APPAREILS A FRACTURES DES MEMBRES.

CLASSES.	GENRES.	
I. A Attelles.	1° Spiral.	Gerdy.
	2° A 18 chefs	Verduc, Hôtel-Dieu de Paris.
	3° A bandelettes séparées. .	Scultet.
	4° A drap-fanon	J. Roux.
II. Inamovibles.	1° En plâtre.	Dieffenbach.
	2° Avec l'albumine.	Larrey.
	3° L'amidon (amovo-inamov.)	Seutin, Morel-Lavallée.
	4° La dextrine.	Velpeau.
	5° Le papier.	Laugier.

III. Hyponarthéciques.	1° Coussins	Galien, Jobert (de Lamballe).
	2° Gouttières en fil de fer. . .	Mayor.
	3° Bottes.	Ravaton, A. Laforgue.
	4° Caisses	Baudens, D. Arnaud.
	5° Cuirasses	Lafaye, Bonnet (de Lyon)
	6° Hamacs.	J.-L. Petit, Scoutetten.
	7° Planchettes	Sauter, Mayor.
	8° Double plan incliné. . . .	Ast. Cooper, Delpech, Mayor, J. Roux.
	9° Lits { fixe	Amesbury.
	{ suspendu des vaisseaux. .	C. Forget.

IV. A Extension continue (agissant par)	1° Distension.	Hippocrate, Paracelse.
	2° Traction	Desault, Boyer, Roché, Baudens, J. Roux.
	3° Bascule.	Pott, Dupuytren, A. Cooper, Delpech, Mayor, J. Roux.

V. Polydactiles.	1° A chevilles mobiles. . . .	J. Roux.
	2° A pointes métalliques. . .	Malgaigne.

Dans cette classification, où l'on pourrait faire entrer tous les
appareils, j'ai, dans un but pratique, conservé seulement ceux
qu'on a le plus d'intérêt à connaître, soit parce qu'ils sont le plus
employés, qu'ils sont plus susceptibles de l'être, soit enfin parce
qu'on les trouve encore décrits dans les ouvrages les plus récents.
Pour aider la mémoire, j'ai placé en regard de chaque genre le
nom de l'inventeur, du propagateur le plus ardent, du modificateur le plus heureux, en laissant aux livres didactiques le soin de
conserver, dans un historique impartial, l'ordre de priorité déduit
de la marche progressive de l'esprit dans cette branche importante de notre art.

Entrons dans quelques détails : à la première classe, j'ai
ajouté l'appareil à *drap-fanon*, qui se composé de liens, de deux
attelles latérales enveloppées d'une pièce de linge contenant,

dans celles de ses duplicatures qui regardent le membre, le remplissage étoupe, ouate, coton, etc., etc. Je me suis arrêté à cette simplification, bien qu'il m'eût été facile d'en indiquer d'autres, car voyez quelle a été l'instabilité des appareils à attelles! Les chirurgiens, à l'envi, ont renchéri sur leur simplicité; M. Malgaigne en a rejeté la bande spirale, les bandelettes séparées (de Scultet), le bandage à dix-huit chefs, et n'a conservé que les attelles, le drap-fanon, les coussins, les liens. A l'appareil si simple de M. Malgaigne j'ai enlevé les coussins; mais voilà que M. le docteur Gaillard, de Poitiers, les lui restitue et lui ôte le drap-fanon et les liens! Ces modifications, si insignifiantes qu'elles soient, méritent d'être conservées dans les cas de fractures les plus simples, parce qu'elles tendent toutes vers les mêmes indications : laisser le membre à découvert, maintenir la coaptation des fragments osseux, empêcher la compression circulaire du membre, etc., etc.

Je dois avouer qu'à mon appareil à drap-fanon, j'attache une importance de plus, spéciale à la chirurgie des vaisseaux. En 1840, j'avais fait préparer, sur le *Montébello*, un grand nombre de ces appareils provisoires, pour servir, le jour de l'action, à panser avec rapidité dans les hunes, sur le pont, dans les batteries, les hommes atteints de fracture, afin de favoriser leur transport et de leur permettre d'attendre l'heure du pansement définitif. Ces bandages, de dimensions différentes pour s'accommoder aux divers segments des membres, seront utiles dans l'*appareil de combat* des vaisseaux, au même titre que les bottes en fil de fer que M. A. Laforgue, médecin militaire, a proposées dans le même but, pour faire partie du matériel des ambulances des armées.

L'appareil de M. Gaillard est composé d'*attelles*, et cependant il ne figure pas dans notre première classe, parce que, par sa planchette, il tient davantage des appareils hyponàrthéciques. Cet appareil, dont je désire vous entretenir, a paru d'abord dans la *Gazette médicale de Paris* (1850, page 262), ensuite dans une brochure publiée en 1857. En le voyant, on saisit aisément les rapports qu'il a avec notre appareil à chevilles mobiles, que le professeur de Poitiers n'a cependant pas cité, sans doute parce qu'il ne le connaissait pas, bien qu'il ait été publié avant le sien, et avec planches, dans la *Revue médico-chirurgicale* de M. Malgaigne, année 1849, page 90. Ces deux appareils présentent un plateau en bois, des trous, des chevilles ; mais sous les traits de cette ressemblance, n'allez cependant pas les confondre, car, au fond, ils sont essentiellement différents. Pour M. Gaillard, les chevilles sont des *liens* propres à retenir les attelles inflexibles qui restent avec tous leurs inconvénients, tandis que, pour moi, les chevilles constituent des attelles digitales, indépendantes, avec tous leur avantages.

Dans mon tableau ne figurent pas deux classes admises par M. Malgaigne, celles des appareils en *plâtre* et des *cuirasses*, parce que la première rentre évidemment dans les appareils inamovibles, et la dernière dans ceux dits byponarthéciques. Nous avons donné une interprétation un peu différente au huitième genre de M. Goffres : *appareil agissant directement et isolément sur les fragments ;* jusqu'ici, comme l'auteur l'établit lui-même avec raison, « ces appareils sont presque toujours employés comme complément des autres. » L'un d'eux nous a paru mériter la place distincte que nous lui avons donnée parmi les appareils polydactiles.

Je n'ai pas conservé non plus la cinquième classe, *appareils mixtes* de M. Reynaud, classe où se trouvent groupés les appareils de MM. Baudens, Arnaud (1), J. Roux et celui de M. le professeur

(1) E. Reynaud, *Du traitement des fractures des membres inférieurs.* Thèse de Montpellier, juillet 1857.

C. Forget, de la Faculté de Strasbourg, que les médecins. de la marine s'honorent d'avoir compté dans leurs rangs (1). La classification de M. Reynaud se distingue par les appareils *mixtes* qu'on ne trouve nulle part jusqu'ici. L'admission de cette classe nouvelle, pour être justifiée, suppose l'existence d'un système qui, tenant à la fois de tous les autres, mériterait ainsi la dénomination de *mixte*. Or, il faut en convenir, ces conditions se trouvent remplies par les appareils que M. E. Reynaud indique, et il vous suffira, par exemple, de jeter un simple coup d'œil sur celui à chevilles mobiles que vous avez sous les yeux, pour voir, ce que d'ailleurs nous démontrerons bientôt, qu'il tient des appareils à attelles, inamovibles, hyponarthéciques, à extension continue. Mais il faut reconnaître aussi que les appareils de chaque classe ne sont pas tellement limités dans leur action propre, que le plus grand nombre se rapprochant assez pour se suppléer, se confondre même dans quelques-unes de leurs applications, ne constituent également des appareils mixtes. Vous l'avez vu déjà par celui de M. Gaillard ; vous l'avez compris aussi par les noms des auteurs dont le même appareil trouve place non seulement dans plusieurs classes, mais dans plusieurs genres d'une même classe ; il serait facile de le démontrer pour la plupart des autres ; dès lors, tout en convenant que la faculté d'être *mixte,* ailleurs toujours restreinte, est plus absolue dans les appareils que renferme la cinquième classe de M. E. Reynaud, nous n'admettons pas cependant cette dernière, au moins sous sa dénomination, parce qu'elle n'indique pas assez ce qu'il y a de spécial ou d'essentiel dans notre appareil polydactile. Laissant alors les *caisses* de MM. Baudens, Arnaud, le *cadre-lit* de M. le professeur Forget, parmi les appareils hyponarthéciques, nous constituerons, d'après les principes suivants, la cinquième classe de notre classification.

(1) *Médecine navale,* t. II, p. 456.

Dans tous les temps, les médecins, en appelant à leur secours les appareils à fractures, ont eu en vue de remplacer la main de l'homme ou d'en continuer le mode d'action. Cette intention est trop clairement accusée dans les livres et dans tous les appareils, pour qu'il soit nécessaire d'insister sur une longue démonstration. Deux choses dominent en général dans toute fracture : 1° l'altération de la forme; 2° l'indication de la rétablir; car, avec sa forme, le membre reprend ses dimensions, ses rapports. Pour obtenir ces résultats, le chirurgien emploie ses mains, ses doigts, emprunte ceux d'un ou de plusieurs aides, et, avec eux, il réduit la fracture, produit la coaptation, empêche les déplacements; en un mot, il rend au membre sa forme, ses rapports, ses dimensions. On l'a souvent répété, tout serait obtenu si, pendant les cinq ou six semaines qu'exige la consolidation d'une fracture, l'opérateur et les aides pouvaient laisser à demeure leurs doigts soutenant les parties, exerçant méthodiquement les tractions, les compressions, opérant les relâchements nécessaires, et cela en laissant le membre à découvert, en permettant de faire les pansements, les opérations convenables, etc. En présence d'une évidente impossibilité, il a fallu remplacer les mains et les doigts par des appareils, autant que l'art peut remplacer la nature !

Pendant de longues années, on a enveloppé les membres avec des appareils très compliqués, dont les nombreuses pièces, subordonnées les unes aux autres, formaient, avec le membre qu'elles absorbaient en quelque sorte, un tout si compacte, qu'il était désormais impossible de toucher à une partie sans remuer le tout, de modifier un détail sans altérer l'ensemble, c'est-à-dire sans défaire, visiter, refaire l'appareil tout entier. Dans ce système de déligation agissant en *masse* loin des regards de l'opérateur, on chercherait en vain les analogues de la main ou des doigts, on n'y trouverait tout au plus que l'inflexibilité de l'avant-bras ou du bras que semblent reproduire les attelles solides, les bottes résistantes, les gouttières rigides, les formes inamovibles, invariables, etc., etc. Les gouttières en fil de fer, laissant le membre à découvert et conservant l'empreinte de la main et celle des doigts furent un progrès réel. Mais je crois que les cravates de Mayor, les liens coaptateurs de Baudens apportèrent de plus heureuses modifications aux appareils à fractures, en consacrant mieux l'isolement de chaque pièce et l'indépendance de leur action plus en rapport avec les exigences de la thérapeutique et le fonctionnement de l'ensemble de la main, que leurs auteurs voulaient imiter.

C'est cet isolement, c'est cette indépendance d'action que je me suis proposé d'agrandir encore en les rendant complets, absolus dans un appareil que je me suis efforcé de rapprocher, non de la main considérée en totalité, mais de chaque doigt pris en particulier, en substituant le détail à l'ensemble, ou mieux l'action des éléments *isolés* à l'action des éléments en *masse*.

Vous le voyez, Messieurs, des principes différents et des résultats dissemblables se rattachent aux appareils à fractures ou en découlent, selon qu'ils reproduisent les analogues des avant-bras, de la main, des doigts ; les attelles, les gouttières, les formes inflexibles d'une part, les lacs extenseurs, contre-extenseurs, coaptateurs, les cravates d'autre part, enfin les chevilles, ne sauraient être d'un emploi indifférent et marcher sur la même ligne, bien qu'il soit admis que le chirurgien habile se serve avec avantage de tous les instruments.

En proposant, dans un appareil mécanique, de remplacer les doigts si parfaits par des chevilles si imparfaites, j'ai dû ne pas m'arrêter devant une analogie choquante sans doute, et chercher les traits de la ressemblance dans les résultats bien plus que dans la forme. D'après ces considérations préliminaires indispensables pour tous, j'espère qu'on trouvera moins étrange que j'appelle mon appareil à *chevilles mobiles* pour exprimer le fait, le genre, et *polydactile* pour rendre l'idée, désigner la classe.

En plaçant dans la classe des appareils polydactiles l'instrument à pointe métallique de M. Malgaigne, je crois lui avoir assigné sa véritable signification. Ces pointes, en nombre variable, offrent une des circonstances rares où l'art est, sous quelques rapports, supérieur à la nature, car, en définitive, elles maintiennent la coaptation mieux et avec moins de désordres locaux dans les parties molles, que ne le feraient un ou plusieurs doigts exerçant des pressions fortes et continues sur un même point, pendant tout le temps qu'exige la formation du cal.

Abordons maintenant l'étude de l'appareil à chevilles mobiles et indiquons successivement :

1º Sa description,

2º Son application et son mode d'action,

3º La manière dont il se comporte dans tous les cas de fractures et principalement dans celles dites *compliquées, comminutives, graves.* Nous parlerons de l'appareil de compression quand naîtra l'indication de l'appliquer aux fractures elles-mêmes.

1º *Description de l'appareil.* — Voici les pièces qui le composent :

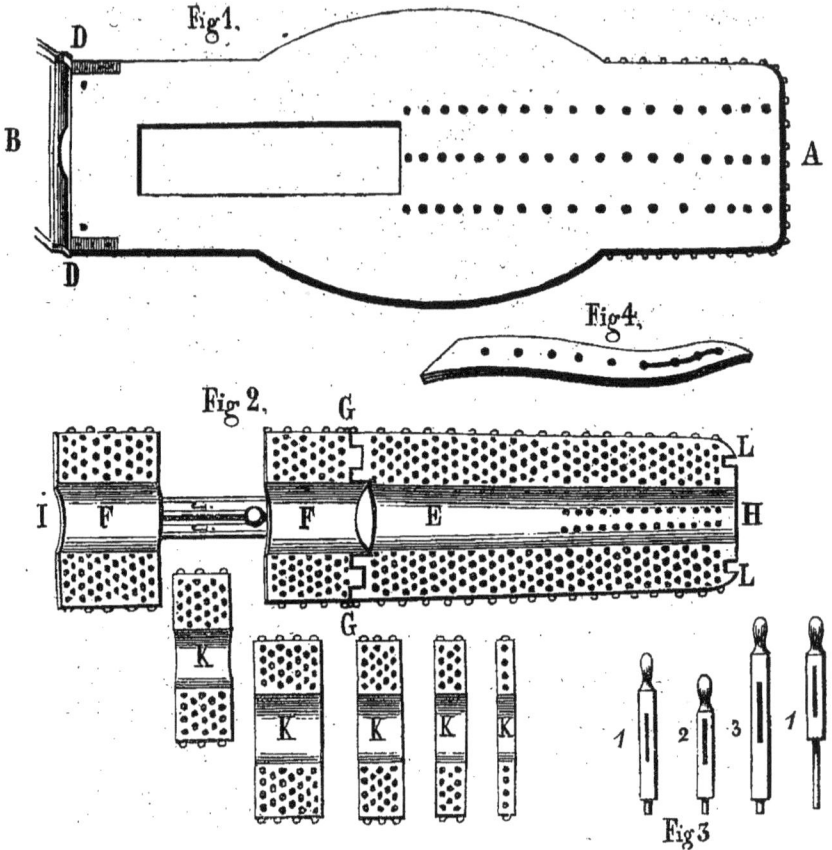

Fig 1.

Fig 4.

Fig 2.

Fig 3.

Figure 1. — Représente un plateau en bois, long de 1 mètre, large de 0,30 à ses extrémités et de 0,38 dans sa partie moyenne élargie en vue d'une plus grande stabilité. Son épaisseur, de 0,02 vers l'extrémité A, n'est plus que de 0,01 à son extrémité B. Ce plateau, vide dans sa partie C pour lui donner plus de légèreté et plus de fixité sur le matelas, est garni sur ses bords, en avant seulement, de petites pointes à tête ronde. Les *trous* dont il est percé sont, sur les trois lignes du milieu, parallèles, séparés les uns des autres de 0,01 et servent à recevoir un treuil, des chevilles à turion uniforme, et au besoin des cordes pour suspendre tout l'appareil. DD, charnières latérales en fer, à tête de compas, destinées à réunir le plateau à l'extrémité I de la pièce fig. 2. Les trous qui, sur d'autres modèles, entourent le plateau servent, au besoin, à recevoir l'appareil de compression (v. pl. 7).

Figure 2. — Offre une planche en bois brisée en deux planchettes inégales, l'une *jambière,* E, l'autre *crurale,* FF, articulées en GG par une charnière en bois fixée par une double broche à écrou mobile. — Cette planche se superpose au plateau, s'articule avec lui, en le dépassant de 0,01 vers son extrémité B.

La planchette jambière est longue de 0,52, large de 0,20 à son extrémité H, épaisse de 0,02.

La planchette crurale de 0,23 de longueur, de 0,25 de largeur à son extrémité I, a 0,02 d'épaisseur, excepté à cette même extrémité I, où elle est fortement creusée en gouttière dans sa portion moyenne seulement. Pour s'accommoder aux dimensions variables de la cuisse chez les divers malades, la planchette crurale s'agrandit par l'écartement de ses deux pièces FF et par le glissement de deux plaques de fer formant coulisse double avec rivure au centre et accompagnement sur les bords JJ. L'espace qui en résulte est rempli par une ou plusieurs allonges en bois KK, supportées dans leur partie moyenne par les deux plaques de fer et assemblées sur les côtés à la manière des allonges d'une table. Afin que cet agrandissement se prête aisément à toutes les exigences, j'ai fait construire cinq allonges de 1, 2, 4, 7, 7 centimètres de large, ce qui permet de donner à la planchette crurale une longueur totale de 0,44. Dans le mécanisme du double plan incliné, la planchette jambière, établie sur de fortes dimensions, n'a pas besoin de subir de variation. On pourrait, au besoin, y établir aussi des allonges, dans le but de créer des vides favorables au pansement des plaies postérieures du membre. (Pour certaines fractures, on peut se

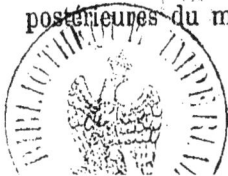

2

servir seulement de la planchette jambière qu'on peut aisément séparer de la planchette crurale.) — Les côtés de la planchette et des allonges, excepté en arrière, sont garnis, en ceinture, de petites pointes à tête ronde, distantes de 0,018.

Les trous dont elles sont criblées affectent une disposition qu'il est important de bien apprécier : ces trous, de 0,01 de diamètre, sont disposés sur les deux côtés en lignes droites et parallèles transversalement, obliques et non parallèles dans le sens longitudinal. Ils sont à 0,003 les uns des autres dans le premier sens, à 0,004 dans le second ; ils sont rangés en séries percées à des hauteurs différentes des bords de ces mêmes planchettes et allonges ; et leur arrangement est tel, que les chevilles qui s'y implanteront pourront suivre les contours du membre vers lequel elles procéderont de 3 en 3 millimètres. Un dessin de grandeur naturelle, reproduisant une portion d'un seul côté d'une planchette, fera, mieux que la description la plus complète, comprendre ces détails.

(Dessin.)

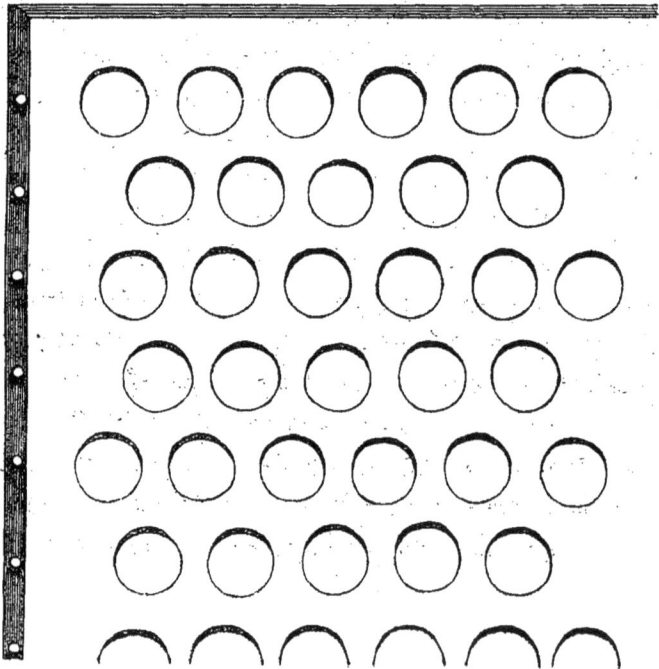

, Les deux rangées de trous qu'on voit sur la portion moyenne de la planchette jambière, figure 2, recevront des chevilles qui pourront tenir lieu de *semelle.*

A l'extrémité de cette planchette sont deux entailles LL de la largeur des chevilles pour maintenir la flexion de l'appareil, et empêcher les mouvements de latéralité.

Figure 3. — *Chevilles.* Il y en a de trois sortes : différentes par le nom, le nombre, les dimensions, les usages,

Crurales 1.4, au nombre de 36, hauteur 0,25,

Jambières 2, id. 42, id. 0,22,

Supports 3, id. 3, id. 0,38,

elles se ressemblent : 1º par la *forme,* qui est la même pour toutes; 2º par le *turion,* qui est toujours de 0,01 de diamètre sur 0,02 de hauteur, afin de s'adapter indistinctement à tous les trous de l'appareil; 3º par les *mortaises,* plus ou moins étendues, mais à égale hauteur du turion; 4º par les *faces,* qui sont de 0,02 de large pour celles qui portent les mortaises et de 0,018 pour celles des côtés.

Figure 4. — *Béquillon* accessoire avec trous et mortaise, de 0,35 de long, de 0,04 de large, de 0,01 d'épaisseur, pouvant se fixer à l'un des côtés de l'extrémité I de la planchette crurale à l'aide de deux chevilles crurales à turion suffisamment allongé, 4. Il permet, dans quelques cas, de prolonger l'appareil jusqu'au-dessus de la hanche, rappelant ainsi la disposition de l'extrémité supérieure de l'attelle de Roché, règlementaire à bord des bâtiments de l'État. (Voyez pl. IV, fig. 9.)

Figure 5. — Montre le membre droit fracturé étendu dans l'appareil, en extension continue, le tibia comprimé par la pointe métallique. — MM Coussin très épais, en coton, avec ou sans découpures profondes et multiples sur les bords, entourant les trois quarts du membre et le dépassant aux extrémités. — N Étrier

(Planche II.)

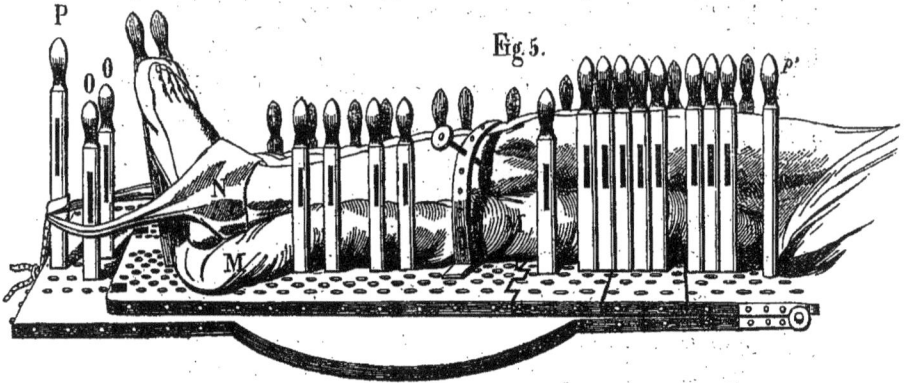

Fig. 5.

(modèle Gariel). — OO Chevilles de réflexion des lacs. — P *Che-ville-support* opérant l'extension continue par l'enroulement des lacs qu'on arrête aux pitons du plateau. La contre-extension s'exerce à l'arcade du pubis, par la première cheville crurale p, qui est, à cet effet, cylindrique et entourée d'un étui matelassé.

Figure 6. — Treuil mobile que fixent solidement au plateau, dans les trous de sa ligne moyenne, les deux turions retenus par une seule clavette; dans les grands efforts de traction, ce treuil doit remplacer la cheville-support. Il a l'avantage, en se mobilisant, de rendre toujours directe ou parallèle à l'axe du membre la traction qui s'exerce dans la demi-flexion. Son axe vertical, de 0,14 de hauteur, présente, à l'extrémité inférieure, un rocher; à la supérieure, un anneau qui permet de le faire tourner avec la main seule ou aidée d'une tige de fer.

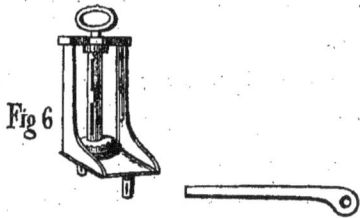

Fig 6

Figure 7. — Retrace le membre dans la demi-flexion. Des chevilles Q plantées dans les trous du plateau et enchâssées dans les entailles terminales de la planchette jambière, retiennent celle-ci

(Planche III.)

Fig. 7.

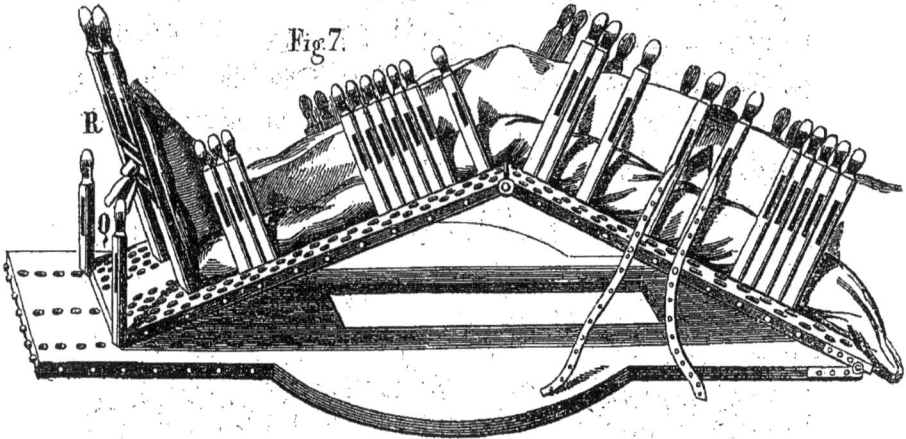

au degré d'inclinaison qu'on désire. Des chevilles-supports R, placées derrière le pied, sur cette même planchette, et garnies d'un coussin, tiennent lieu de semelle : si, d'ailleurs, ce qui est plus simple, on ne préfère, comme ici, soutenir le pied avec une pièce de linge tendue entre ces mêmes chevilles, placées alors sur les côtés et servant en même temps à garantir le pied contre le poids des couvertures dont les autres chevilles préserveront le reste du membre qu'elles dépassent. Cette disposition remplace les cerceaux inséparables des autres appareils, évite le refroidissement, maintient mieux autour des parties blessées une température uniforme. r Lien coaptateur.

L'appareil à chevilles mobiles, que la description précédente peut faire croire compliqué, et qui l'est, en effet, quand il doit servir à la fois, dans les hôpitaux, à l'extension et à la demi-flexion, à des malades nombreux susceptibles de présenter toute l'échelle des dimensions possibles des membres en longueur et en épaisseur, est, au contraire, d'une incontestable simplicité lorsque, dans les campagnes et dans les villes, il est destiné à un seul blessé et pour l'extension seulement que bien des chirurgiens,

M. Nélaton entre autres, préfèrent à toute autre position. Alors il se résume en un plateau en bois percé de deux ou trois rangées de trous et de quelques chevilles ; c'est à ce degré de simplicité que j'avais fait connaître mon appareil en 1849, dans le journal déjà cité. Je le reproduis plus bas (pl. IV, fig. 8), en modifiant la disposition des trous, et supprimant le treuil.

(Planche IV.)

Fig 8

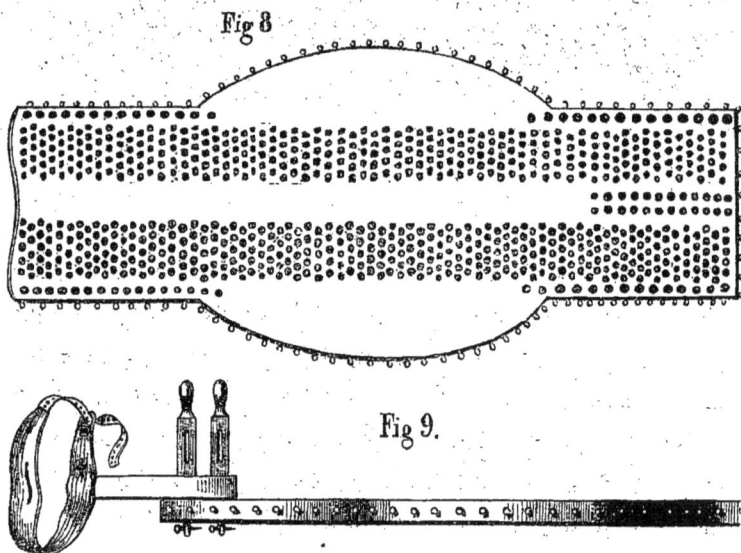

Fig 9.

Figure 9. — Montre le côté du plateau avec le béquillon en place, retenu par deux chevilles crurales et une ceinture.

Ainsi établi avec un seul plateau criblé de trous, fig. 8, et au besoin avec un treuil terminal, pl. II, fig. 6, l'appareil à chevilles mobiles sert dans l'extension du membre et constitue une machine si puissante de *traction* qu'il mérite de trouver place dans le deuxième genre de la quatrième classe de notre tableau.

J'ai fait construire aussi un modèle d'appareil à chevilles mobiles, ne servant que dans la demi-flexion. Il ne diffère du double plan incliné que j'ai déjà figuré dans la planche III, que par la double charnière qui unit le plateau à la planchette crurale, et permet à cette dernière de se rabattre sur le lit. Dans ces conditions, mon appareil, avec sa charnière propre, les allonges crurales, se range naturellement dans ceux dits *hyponarthéciques* et dans ceux à *extension continue* agissant par *bascule*.

Cependant, j'ai trouvé préférable de réunir en un seul ces deux appareils, de telle sorte que, dans un même traitement, l'*extension* pût succéder aisément à la demi-flexion, *et vice versâ*. Et comme j'établis en principe fondamental que, dans les fractures de cuisse, tout appareil supportant le membre tout entier, doit avoir le moins d'épaisseur possible vers l'extrémité ischiatique, *afin de ne pas relever le fragment supérieur*, il m'a fallu réduire, en ce point, à de faibles dimensions, le plateau, la planchette crurale, et porter sur les côtés les charnières d'union.

C'est ce dernier appareil, planches II et III, que j'emploie de préférence comme appareil à *extension simple,* comme double plan incliné *hyponarthécique,* comme appareil à *extension continue* agissant par *traction,* par *bascule,* enfin, comme appareil *polydactile* à *chevilles mobiles,* auquel j'ai associé quelquefois l'*instrument à pointe métallique* de M. Malgaigne, planche VI, tel que je l'ai modifié. (V. pl. 11, fig. 5.)

Certainement tout n'est pas nouveau dans cet appareil ; la plupart de ses pièces constituantes se retrouvent dans des appareils classiques ; je n'ai fait en quelque sorte que les remanier, en les disposant d'une manière un peu différente ; mais, à ces éléments anciens j'ai ajouté un élément nouveau, la *cheville-doigt*.

Afin de ne rien laisser dans l'ombre sur ce dernier point, signalons, en les faisant remonter à leur origine, quelques particularités de notre appareil, qu'après bien des recherches, nous avons rencontrées dans les livres. Du temps d'Hippocrate, une *cheville* sous chaque aisselle, ou une *cheville* unique contre le périnée servait

à la contre-extension (1). Dans les temps modernes, Arnauld a ra-
jeuni cette pratique, en plantant au centre du lit un *pieu* garni de
linge. Dans la machine de Bellocq il y avait un point d'appui analogue (2). Mayor a proposé de soutenir les couvertures avec le
montant terminal de sa planchette, un fragment de cercle, une
cheville (3). On lit dans une note du livre de M. Malgaigne, p. 234,
OEuvres chirurgicales d'Ast. Cooper et B. Travers : « Le châssis
» inférieur est remplacé par une planche et la crémaillère par des
» trous dans lesquels une *cheville* sert à arrêter la planchette de
» la jambe. » Mais, je le demande, que sont ces détails par trop
secondaires, traces éphémères d'idées souvent presque aussitôt
abandonnées que conçues, en regard du principe qui substitue
l'action des éléments isolés à l'action des éléments en masse ?
Enfin Mayor a parlé aussi *d'allonges* (4), mais, tandis que le chirurgien de Lauzanne agrandit son appareil *pour toutes les fractures* (appareil d'ailleurs qu'il s'est empressé d'abandonner) à l'aide
de deux planchettes à tiroir glissant l'une sur l'autre dans une
coulisse, comme les deux planches fémorales du lit d'Amesbury,
ce qui produit nécessairement un plan inégal, j'emploie des allonges
en tout semblables à celles de nos tables, qui laissent un plan
entièrement uni.

Appliqué aux solutions de continuité des os des membres
supérieurs, aux fractures compliquées, avec écrasement (car l'art
abonde en appareils très efficaces, dans les cas de fractures simples),
l'appareil à chevilles mobiles présente des modifications faciles à
pressentir en raison du volume, de la configuration, de la direction
des articulations de ces membres, etc. De longs détails sur ces

(1) Thivet, *Traité des bandages*, p. 518.
(2) Malgaigne, *Traité des fractures*, p. 241.
(3) Mayor, *Nouveau système de déligation chirurg.* Paris, 1830, 3ᵉ édition,
p. 306, planche 71.
(4) *Idem*, Paris, 1832, p. 140.

modifications sont rendus inutiles par tout ce que nous venons de
dire sur la construction du genre d'appareil polydactile qui nous
occupe : vous le saisirez d'ailleurs aisément en examinant le
modèle que vous avez sous les yeux.

(Planche V.)

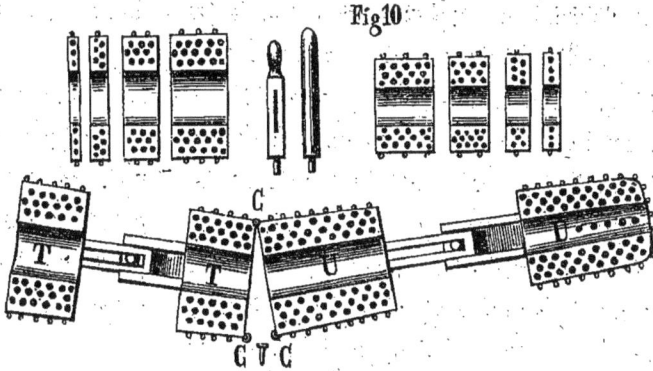

Figure 10. — Les planchettes brachiale **TT**, anti-brachiale **UU**,
agrandies par des allonges, sont unies en **CCC** par deux charnières
latérales. Quand on enlève la broche de l'une d'elles, l'appareil
unique pour les deux membres se fléchit du côté opposé.

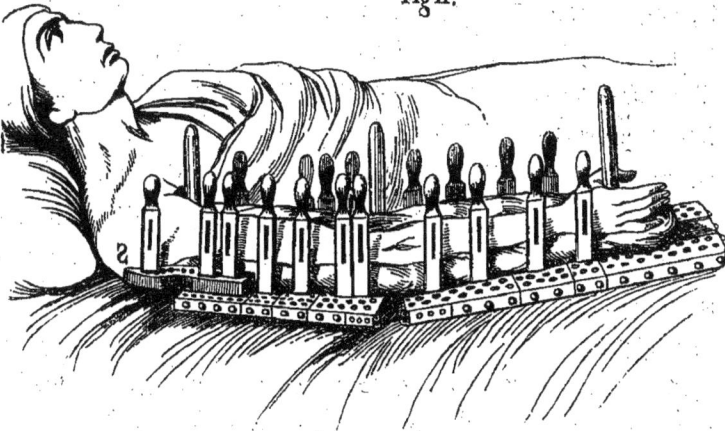

Figure 11. — Membre supérieur dans l'appareil avec son

béquillon terminal S. Ici encore, comme au membre inférieur, une simple planche trouée peut suffire.

J'ai trouvé superflu de représenter un modèle d'appareil poly-dactile pour certaines fractures de la tête et du tronc; simple châssis en bois troué de 1 mètre de long, de 0,75 de large, de 0,02 d'épaisseur, qu'on peut agrandir ou diminuer par des allonges glissant dans deux coulisses latérales.

L'esprit d'invention peut apporter bien des changements aux appareils que nous venons d'étudier; indiquons-en quelques-uns qui semblent se présenter d'eux-mêmes. Au lieu de planter les chevilles dans des trous, on peut les faire glisser dans des coulisses, des échancrures, des fentes parallèles, obliques ou perpendiculaires aux membres ; on peut découper en lanières courbes une gout-tière en bois, en fer-blanc ou en tôle, faire mouvoir chacune d'elles avec une vis, qui traverserait chaque cheville, les fixer iso-lément, et, dans tous ces cas, arriver à suivre les contours du membre en l'embrassant aussi mollement et aussi exactement qu'on pourrait le faire, avec le *podomètre* des cordonniers. Et les chevilles à turion métallique de faibles dimensions, ne permet-traient-elles pas une disposition plus facile et plus favorable des trous ? Que penser des chevilles *palmées,* composées d'une feuille d'un métal doux, flexible, résistant, imitant la main, dont les digi-tations promptes à s'abaisser vers le membre ou à s'en écarter, en maintiendraient exactement la forme, en dessineraient fidèle-ment tous les contours ? Poursuivant une idée qui me paraît féconde en applications nombreuses, j'ai dû m'arrêter à la réali-sation la plus simple, la plus pratique, la plus facile à obtenir partout; car, je ne saurais trop le redire, une planche percée de quelques rangées de trous, quelques chevilles grossières aplaties et un coussin, constituent tout l'appareil polydactile *extem-porané,* qu'on peut aisément se procurer partout.

2º *Application et mode d'action.* — Avant d'indiquer l'action spéciale de l'appareil à chevilles mobiles et de démontrer secondairement qu'il tient de tous les autres appareils, indiquons comment on l'applique aux membres inférieurs, où son importance est bien plus grande qu'aux membres supérieurs.

Sur les planchettes horizontales, munies d'un coussin qu'une toile cirée recouvre au besoin, placez le membre fracturé ; sur ses deux côtés, relevez en gouttière la toile cirée, le coussin ; plantez dans les trous assez de chevilles pour maintenir le tout et laissez l'appareil dans l'extension ou placez-le dans la demi-flexion. Il n'est pas sans intérêt d'observer que le plateau qui supporte les planchettes inclinées, leur donne de la fixité, empêche leur renversement, que favorisent trop souvent des matelas inégaux et tient lieu de la planche que, depuis J.-L. Petit, la plupart des chirurgiens conseillent de placer entre les matelas. Et comme ce même plateau a plus d'épaisseur à l'extrémité digitale qu'à la racine du membre, il en résulte dans l'extension, pour le pied et la jambe, un certain degré d'élévation très profitable dans les inflammations de cette région.

Les chevilles mobiles sur l'échelle des trous, et disposées autour du membre, de manière à en suivre les contours, en reproduire la forme, font l'office des doigts, doigts inflexibles, sans doute, mais infatigables; doigts rigides, à la vérité, mais que le coussin d'enveloppe transforme en pelotes élastiques; doigts certainement insensibles, mais au devant desquels réside la sensibilité des parties malades, souvent exaltée par la lésion. Partout où la main de l'opérateur, modelant le membre, exerce une action efficace, une ou plusieurs chevilles ont leur raison d'être appliquées pour soutenir les tissus, les presser doucement, les comprimer s'il le faut; et, lorsque ces nuances d'une action unique devront s'exercer en avant ou en arrière du membre, on les obtiendra à l'aide d'une bande, d'un lien coaptateur passant au-dessus ou au-dessous, et dont les extrémités engagées dans les mortaises des chevilles latérales, s'arrêteront aux clous de ceinture. Par la seule direction imprimée aux chevilles ou aux bandes complémentaires, le membre, dans son ensemble ou dans son extrémité libre seulement, pourra être porté dans l'adduction, dans l'abduction, en avant, en arrière. Il est facile, sans y insister plus longuement, de pressentir la multiplicité des ressources que sont susceptibles de fournir les éléments isolés que le chirurgien a à sa disposition. Nous aurons occasion d'y revenir.

Mais dans cette substitution des chevilles aux doigts, où il est parfois convenable d'isoler chaque élément, d'en réunir plusieurs, ou même de les disposer en séries continues, le point essentiel est de ne jamais excéder le degré de pression exercée par la main et les doigts de l'opérateur. Il faut même se rappeler toujours que cette compression, momentanément supportée avec facilité, peut bientôt devenir intolérable et de là l'obligation d'une application bien calculée et la nécessité d'une surveillance active, constante, plus facile ici qu'ailleurs, puisque les parties sont à découvert, les éléments de l'appareil isolés, puisqu'il suffit de reculer de quelques millimètres, une ou plusieurs chevilles, pour dissiper toute douleur et conjurer tout danger d'étranglement ; modification simple que le malade peut, pour ainsi dire, au gré de sa sensibilité, faire accomplir, dans l'absence du chirurgien, par la première personne venue, ou, à la rigueur, accomplir lui-même. Vous avez sans doute déjà saisi l'immense avantage dont je parle et qu'on est loin de retrouver dans ces appareils d'ensemble, bandages de Scultet, inamovibles, etc., qu'il faut défaire en totalité pour les modifier sur un seul point, où il est souvent difficile de déterminer le lieu qui souffre, où l'intervention du chirurgien est obligée, où il ne se décide à tout défaire qu'après de dangereuses hésitations, où enfin son éloignement, son absence, et, il faut le dire, sa négligence même ont trop souvent amené d'irrémédiables accidents : la gangrène du membre et la nécessité de l'amputation.

Les chevilles, disposées autour du membre, peuvent figurer dans leur ensemble deux *attelles*, avec cet avantage capital, que brisées perpendiculairement à leur axe en fragments indépendants, elles se moulent sur les parties, en dessinent les contours ; et ces découpures, à la fois molles et résistantes, toujours substituées doucement aux doigts de l'opérateur, en retiennent le mode d'action et sous quelques rapports, l'intelligence.

Ces chevilles *digitales* sont tantôt à demeure, pour emprisonner à ciel ouvert le membre pendant toute la durée du traitement, tantôt mobiles, pour en suivre les changements d'état, tandis que la fracture reste fixe sur le plan solide qui la supporte. Sous ces points de vue divers, notre appareil ne vous rappelle-t-il pas avec certains avantages quelque chose des appareils *amovo-inamovibles ?*

Il me semble que les formes variées de l'*hyponarthécie* s'y rencontrent également : Vous y trouvez déjà les *coussins*, le *double plan incliné*, la *planchette* fondamentale, qui, munie de ses chevilles, ressemble à une *gouttière*, à une *caisse ;* fixez maintenant aux pitons de ceinture des sangles, des bandes, etc., préalablement engagées dans les mortaises des chevilles, ou une longue pièce de linge à lanières, et vous aurez deux espèces de *hamac ;* appareils variés, que vous pourrez, à votre gré, mobiliser en les suspendant.

Les moyens de *contre-extension* et d'*extension* n'y sont pas accumulés avec moins de luxe. Sans insister sur le double plan incliné qui reçoit ici son application ordinaire dans ce double but, la contre-extension choisit son point d'appui et le prend :

1º soit à l'arcade du pubis, où vient arc-bouter la première cheville crurale interne convenablement matelassée ; 2º soit à la mortaise du béquillon externe où s'engage et se réfléchit le lien qui embrasse l'anneau en daim de M. Baudens ; 3º soit au gousset d'une ceinture propre à recevoir le béquillon lui-même ; 4º soit enfin, au besoin, à l'aisselle, à l'aide d'un béquillon supplémentaire plus long.

L'extension, appliquée avec le secours des étriers, des bracelets connus, au pied, au-dessus des malléoles, au-dessous ou au-dessus du genou, s'obtient aisément en employant le treuil puissant de l'appareil, ou s'il faut peu de force, en enroulant les lacs sur une cheville-support, comme sur le treuil lui-même. D'un autre côté, au-dessus et au-dessous de la fracture, chaque cheville peut être convertie en un treuil isolé, où les mains du chirurgien seules ou aidées d'une tige de fer engagée dans la mortaise, enrouleront les lacs extenseurs et contre-extenseurs arrêtés enfin aux clous de ceinture. Remarquons que, en rejetant les lacs sur des chevilles placées en dehors du membre, comme sur des poulies de renvoi, on ménagera mieux les parties molles contre de dangereuses pressions dont il n'est possible de conjurer entièrement les effets, qu'en changeant fréquemment le point d'appui des forces extensives et contre-extensives. Faisons observer aussi que, tandis que se produit la double puissance de ces forces aux extrémités du membre, les chevilles interviennent, dans la continuité, partout où les doigts ont à régulariser la forme des parties.

Mais là ne s'arrêtent pas les ressources de notre appareil pour le développement des puissances continues : si, comme le pense M. Velpeau, les appareils inamovibles desséchés sont capables de maintenir la coaptation par la permanence d'une action extensive et contre-extensive disséminée sur toute la surface du membre ; combien ne sommes-nous pas fondés à invoquer le bénéfice de

cette même action, puisque les chevilles de notre appareil reproduisent la configuration du membre en s'accommodant à ses
reliefs, à ses anfractuosités, mieux que l'appareil amidonné ou
dextriné qui se relâche, mieux que l'appareil en plâtre qui
s'agrandit par le fait de la diminution du membre?

Enfin, pour ne rien omettre des applications dont notre appareil nous paraît susceptible, disons que des bandes, jetées en arc
sur plusieurs points du membre et fixées aux clous de ceinture,
le contiendront dans les contractions spasmodiques, dans les
mouvements involontaires qui se produisent dans le sommeil
surtout; et s'il fallait obtenir une immobilité complète, inces-
samment menacée par le délire, l'aliénation mentale, on devrait,
après avoir fixé le tronc et les bras à l'aide du gilet de force,
attacher au lit du malade l'appareil et le membre sain avec un ou
plusieurs draps pliés en cravate, et maintenir le membre fracturé
avec des bandes en cuir ou des liens coaptateurs.

De ce que nous venons de dire en dernier lieu, il résulte que
l'appareil à chevilles mobiles a un mode d'action propre, spécial,
dépendant de son élément nouveau; qu'il conserve de tous les
autres appareils quelque chose tenant à ses éléments anciens;
qu'il satisfait à des indications diverses.

3º Examinons maintenant comment cet appareil remplit les
indications que le traitement des fractures réclame, et complétons
ce que nous avons à vous dire sur la spécialité de son action.

Dans les fractures récentes et simples d'un ou des deux os de
la jambe qu'un léger gonflement accompagne, notre appareil
reçoit le membre dans une gouttière, le laisse à découvert, le
maintient sans le comprimer à l'aide de ses chevilles, sortes de
tuteurs qu'on approche ou qu'on éloigne à volonté. Il a, sur l'appareil à attelles, le plus simple de tous, l'avantage de serrer moins
les parties, de ne jamais exposer à l'étranglement du membre, de

mieux porter le pied dans l'adduction ou l'abduction, de ne pas se relâcher, enfin, de ne jamais réclamer la nécessité de visiter l'appareil, de le réappliquer avec l'intervention obligée d'un aide au moins.

Dans les fractures simples du fémur, où le choix de l'appareil n'est plus indifférent, notre appareil polydactile a encore cet avantage que, se moulant très exactement sur le membre, il en rétablit mieux la *forme* et partant les *rapports.*

Les déplacements *angulaires*, selon l'*épaisseur*, selon la *circonférence* de l'os, sont combattus : par la résistance du plan postérieur et le plein d'une bande portant sur la face antérieure du membre ; par les chevilles latérales ; par la fixation du pied dans sa direction naturelle. Si on le veut, on pourra disposer ici des liens coaptateurs comme dans la *caisse* de M. Baudens, mais avec plus d'avantage encore, puisque chaque lien fixé à une seule cheville conservera un isolement, une indépendance précieuse qu'on ne trouve pas toujours dans l'appareil du chirurgien militaire, où ces liens, fixés à deux planchettes trouées, gardent toujours trop d'ensemble, car il faut les relâcher et les resserrer tous à la fois, quand il est nécessaire d'abaisser les planchettes. On pourrait, à la vérité, remédier à cet inconvénient en brisant les deux planches latérales en vingt planchettes munies chacune d'une charnière et de deux trous, et les ramener ainsi à la cinquième classe, c'est-à-dire aux appareils polydactiles dont elles constitueraient le troisième genre à *liens coaptateurs*. Mais, comme ce résultat s'obtient beaucoup plus aisément à l'aide de nos chevilles, nous aimons mieux nous contenter de l'indiquer au nombre des applications multiples de l'appareil à chevilles mobiles. D'un autre côté, l'air qui séjourne dans la *caisse* de M. Baudens exhale bientôt une odeur fétide qu'on ne retrouve pas dans celui qui circule librement à travers les chevilles.

Quant aux chevauchements, ils seront vaincus, comme dans les autres appareils, par les puissances extensives, contre-extensives, et la coaptation sera assurée par la permanence de ces forces et par la bonne configuration imprimée au membre à l'aide des chevilles et conservée aussi longtemps qu'il sera nécessaire.

Dans les cas particuliers de fractures très obliques de la jambe, où il est nécessaire d'agir longtemps sur le fragment supérieur du tibia, on pourra le comprimer dans tous les sens : latéralement, à l'aide des chevilles, des liens coaptateurs; d'avant en arrière, par des bandes solides, ou en employant le tourniquet de J.-L. Petit, comme M. Laugier l'a conseillé, comme je l'ai récemment fait moi-même en votre présence. Mais il ne faut pas oublier que ces compressions circonscrites ou disséminées ne sont efficaces qu'à la condition d'être légères ou de courte durée; autrement elles produisent l'œdème du membre, provoquent son inflammation et menacent l'intégrité des parties molles, où elles finissent par déterminer des excoriations, des escarres, des plaies profondes, surtout chez les malades atteints de fièvre! Dans ces conjonctures difficiles, où la pression forte et continue même du doigt du chirurgien ne serait pas sans danger, l'instrument à *pointe métallique* de M. Malgaigne, barbare en apparence, reçoit les plus heureuses applications. En ce moment, vous pouvez en voir un très bel exemple dans mes salles, et quelques-uns d'entre vous en ont suivi un second en ville; aussi, pour accommoder cet instrument utile à mon appareil dans le sens des idées qui ont présidé à sa confection, je l'ai criblé de trous, pourvu de turions, de mortaises, et ramené en quelque sorte à la condition d'une cheville. A ces modifications légères l'instrument à pointe métallique doit une fixité plus grande, une application plus simple, plus facile, mieux localisée : c'est ce dont vous pourrez juger par la comparaison des deux instruments.

(Planche VI.)

Fig 12.

Fig 13.

Fig 14

B

A

A

B

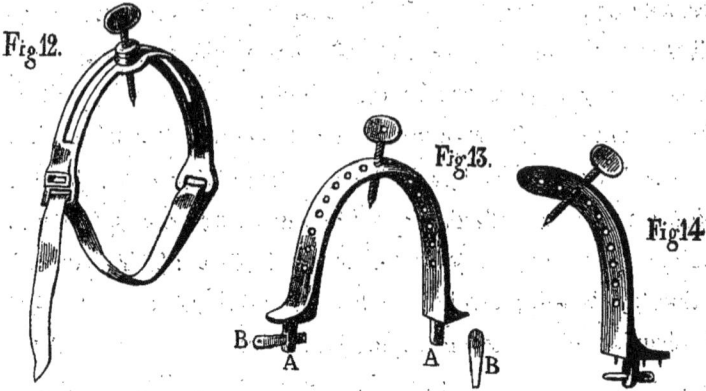

A la rainure de l'arc de l'instrument de M. Malgaigne, fig. 12, j'ai substitué 20 trous qu'on pourrait aisément réduire à 10, d'un seul côté. Ces trous, taraudés de 0,008 de diamètre, distants de 0,003, sont propres à recevoir une vis à oreille de 0,07 de long, percée d'un trou au centre de l'oreille pour l'assujettir au besoin, fig. 13.

J'ai supprimé l'écrou avec ses 2 petites vis, la boucle et le fort lien en soie de la figure 12.

A mon arc en fer coudé à angles vifs à ses extrémités, arc de 0,018 de largeur, de 0,006 d'épaisseur, de 0,20 de corde, de 0,14 de rayon, j'ai ajouté 2 turions à mortaise AA, fig. 13, qui, engagés de chaque côté du membre, dans des trous de la planchette jambière, y sont fixés au moyen des clavettes coniques BB, qui les traversent. Si des mouvements obscurs pouvaient exister encore au sommet de l'arc, ils seraient certainement empêchés par deux chevilles placées immédiatement en avant.

La figure 14 offre la dernière modification que j'ai fait subir à l'instrument de M. Malgaigne. Afin d'empêcher cette *cheville à pointe métallique* de tourner dans le trou de la planchette, trois ardillons de 0,002 ont été disposées en triangle à la face inférieure de l'épaulement pour s'implanter dans le bois en dehors du turion. Cette légère innovation a reçu une sanction pratique favorable dans un cas de fracture compliquée de la jambe, où des plaies profondes, opposées au lieu d'implantation de la pointe, exigeaient des pansements minutieux sans nul obstacle aux manœuvres de la main. Il me semble que, réduite à cette simplicité, la cheville à pointe métallique devra toujours remplacer l'instrument de M. Malgaigne, qui ne cesse pas de conserver tout le mérite de l'invention première.

La cheville et l'arc à pointe métallique (fig. 14 et 13) fixés sur mon appareil à chevilles mobiles ou sur une de ses allonges seulement, sont susceptibles d'une heureuse application pour produire la compression partout où on voudra l'obtenir, sur les divers points d'un os, d'une tumeur, d'une artère, etc. Avec des dimensions, des courbures, des arrangements de trous, appropriés au volume, à la situation, à la direction des parties à comprimer telles qu'on les rencontre à la tête, au cou, au tronc, aux membres et à leurs divers segments, en émoussant, au besoin, la pointe de la vis, en la faisant porter d'aplomb sur des pelotes petites ou grandes, coniques ou carrées, rondes ou ovales, on aura un excellent moyen d'exercer une compression unique ou multiple, étendue ou restreinte, permanente ou alternante, directe ou indirecte, médiate ou immédiate, infatigable, bien précieuse pour maintenir les os, modérer le cours du sang, arrêter les hémorrhagies, oblitérer les vaisseaux, comprimer les tumeurs, les nerfs, etc., etc., sans constriction circulaire des parties et comme on le ferait avec les doigts.

Afin de ne pas multiplier, à l'infini, les tiges métalliques en les façonnant, pour ainsi dire, sur chaque partie du corps, j'ai cherché un modèle qui, par sa forme et ses dimensions, pût convenir à toutes les régions; et cette étude m'a conduit à déterminer les

conditions de structure d'un *compresseur général*. Je devrais peut-
être me contenter, aujourd'hui, de vous montrer ce nouvel instrument, mais comme les appareils polydactiles, pour les fractures
du tronc et des membres, sont un élément essentiel de ce compresseur qui s'applique aussi aux os, et qu'en définitive des considérations identiques se rattachent à la compression des parties dures
et des parties molles, os, artères, veines, nerfs, tumeurs, etc., etc.,
je vais consacrer quelques instants à l'examen de l'agent compressif que vous avez sous les yeux, en prenant pour type son
application la plus importante, la compression des artères.

Afin de donner, tout d'abord, à mon *compresseur élastique et
gradué* son caractère propre, je vais essayer de lui affecter une
place parmi les appareils du même genre déjà connus.

M. Broca, dans son admirable *Traité des anévrysmes*, indé-
pendamment des appareils particuliers pour la compression *directe*
ou *indirecte*, range ainsi les compresseurs, en se fondant, surtout, sur la *forme* et d'une manière accessoire sur l'*action*.

Compresseurs .
- à ressorts,
- à anneaux,
- à arcs,
- à tiges articulées.

En nous appuyant, de préférence, sur le mode d'action et acces-
soirement sur la forme, nous vous proposons cette classification :

COMPRESSEURS.

I Non élastiques.
- amorphes : . . .
  - Garrot de Morel.
  - Tourniquet de J.-L. Petit.
  - Bandage de Genga, etc.
- à anneaux. . . . Viricel, Hutton.
- à arc . . . . . . Dupuytren.
- à tiges articulées
  - L'Estrange.
  - Bigg.

		Ressorts.. . . . . . Duval (de Brest), etc.
II	Non gradués.	Carte.
Élastiques . . .	Tiges articulées.	Mathieu.
		Broca.
	Gradué . . .	J. Roux.

La planche suivante donne les principaux détails de mon compresseur.

(Planche VII.)

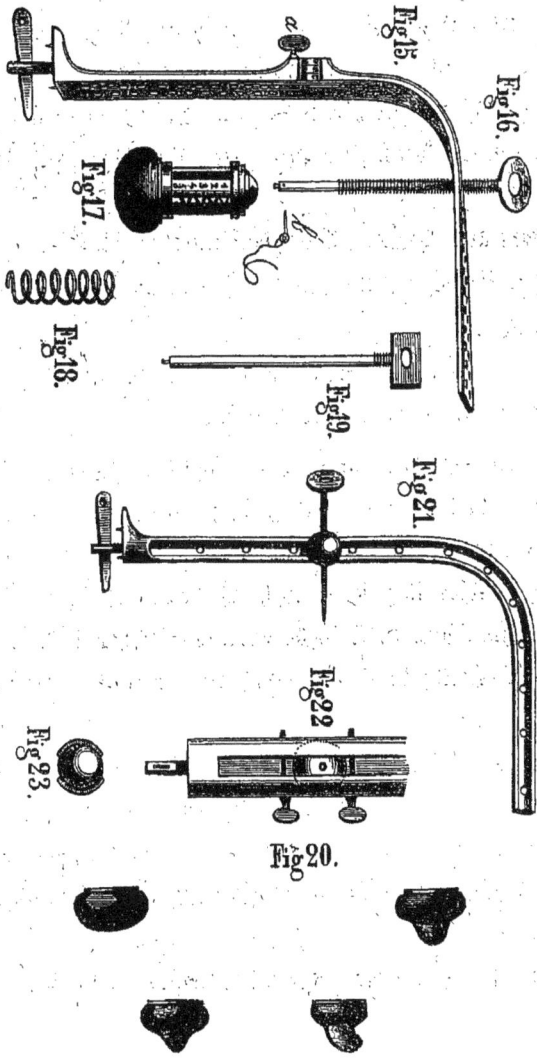

Fig. 15.

Fig. 16.

Fig. 17.

Fig. 18.

Fig. 19.

Fig. 21.

Fig. 22.

Fig. 23.

Fig. 20.

COMPRESSEUR ÉLASTIQUE ET GRADUÉ.

Figure 15. — *Armature,* tige métallique articulée, de 0,26 de haut, de 0,025 de large, de 0,005 d'épaisseur; criblée de deux rangées de trous de 0,008 de diamètre, trous alternes, taraudés; formée par l'assemblage de deux pièces qui se meuvent l'une sur l'autre et qu'immobilise la vis latérale *a.*

Figure 21. — *Armature,* arc à boule, de même forme, de même hauteur. Tige métallique unique en bas, bifide ensuite, recevant dans l'écartement de ses deux branches concaves taillées en lime et comme dans un chemin de fer, une ou plusieurs boules taillées aussi en limes; taraudées dans leur diamètre, qui est de 0,03 (figure 23).

Ces deux armatures se fixent isolément au choix de l'opérateur, sur l'appareil polydactile, où une simple clavette les retient invariablement.

Figure 22. — Boule fixée par deux vis sur un point de l'armature; il peut être utile d'en mettre deux.

Figure 16. — *Vis de pression,* de 0,18 de long, 0,008 de diamètre, dont la longueur peut varier; une extrémité est à oreille percée d'un trou pour la fixer au besoin, l'autre portant un tenon à crête pour fixer la pelote sur la vis, et l'en séparer à volonté, est lisse dans l'étendue de 0,06 pour s'engager dans la pelote, y tourner librement; une simple goupille *b* remplace ici la crête du tenon.

Figure 19. — *Indicateur à marteau,* tige lisse en fer de mêmes dimensions que la vis, servant à enfoncer la clavette et à explorer les trous de l'armature, afin de trouver facilement, celui que devra traverser la vis de pression pour tomber perpendiculairement sur la pelote.

Figure 17. — *Pelote digitale* composée de deux parties :

1o l'une supérieure en cuivre, de 0,06 de haut, de 0,05 de diamètre, sorte de boîte cylindrique graduée à l'extérieur sur deux colonnes, contenant un ressort à boudin que met en jeu la vis de pression après avoir traversé le trou de l'armature ou celui de la boule, et s'être engagée dans le sommet de la pelote. En tournant la vis, les deux plaques métalliques qui la composent en ce point s'écartent; chaque ligne de la graduation indique un poids de 0,500; l'échelle totale est de 7 kilogrammes, échelle bien suffisante dans la généralité des cas. En substituant à ce ressort celui figure 18, l'échelle s'élève jusqu'à 20 kilogrammes.

2o La partie inférieure, en liége recouvert d'une peau douce, se visse sur la partie supérieure, ce qui permet de la changer à volonté, pour l'approprier au volume de l'artère ou des parties à comprimer. Cette partie de la pelote, au moins aussi importante que la première, est en général convexe, ovale, aplatie en bas dans une étendue variable, et reproduit aussi exactement que possible la pulpe d'un ou de plusieurs doigts réunis; d'où le nom de *pelotes digitales !*

Figure 20. — Représente quelques-unes de ces pelotes seulement.

Il est indispensable de compléter cette description, par trop succincte, par quelques détails sur chacune des parties constituantes de mon appareil, qui sont d'ailleurs celles de tout compresseur, à savoir : 1o le point d'appui; 2o l'armature; 3o la pelote; 4o l'union de l'armature et de la pelote. Nous comparerons en même temps notre moyen de compression avec ceux qui jouissent du crédit le plus grand dans la science et la pratique.

1o Point d'appui (appareil polydactile).

Le point d'appui est tantôt la planche trouée de l'appareil polydactile qui supporte le corps, le membre tout entier, tantôt les chevilles latérales opposées à la pression : ces points d'appui sont très étendus, fixes, invariables, immobilisant non seulement la région malade, mais encore le tronc et la tête, les membres étendus ou fléchis ; ils facilitent par un repos absolu partiel et général, la guérison de l'anévrysme. Ces points d'appui sont bien supérieurs, à mon avis, à ceux des *contre-pelotes,* des *attelles* et même des *gouttières* à contre-pression : en effet, les premières sont trop étroites et donnent peu de fixité à l'appareil : d'où le dérangement facile de celui-ci, l'interruption de la compression à l'insu de tout le monde, la nécessité d'une main intelligente pour la réappliquer. Le principal inconvénient des contre-pelotes est que, lorsqu'on relâche la pression dans les manœuvres alternatives du procédé Belmas, le point d'appui se dérange, l'appareil tourne autour du membre, abandonne le vaisseau et le malade ne peut lui-même opérer de nouveau la pression. Dans mon compresseur, au contraire, en raison de la fixité du point d'appui, le malade peut manœuvrer lui-même l'appareil, relâcher ou serrer la compression, sans que la pelote se dérange et que le chirurgien soit obligé d'intervenir toujours. Les secondes, c'est-à-dire les attelles à contre-pression, comme celle de l'appareil de Brückner, sont totalement abandonnées de nos jours à cause de semblables imperfections. Les troisièmes, enfin, les gouttières, ont deux inconvénients majeurs : un des liens qui les maintiennent exerce une compression circulaire sur le membre ; la gouttière, en raison de sa surface arrondie, vacille, tourne sur le plan horizontal du lit et déplace ainsi les points de pression. Rien de tel dans notre compresseur : pas de constriction circulaire, pas la moindre compression forte des parties autre que celle de la pelote sur l'artère, pas de vacillation possible. En outre, aucune de ces gouttières n'immobilise tout le membre, le tronc, la tête, tandis que, dans notre appareil, cette immobilité est obtenue partout.

Cependant, comme dans quelques circonstances il sera utile de rendre le compresseur moins étendu et presque portatif, on obtiendra facilement ce résultat en prenant le point d'appui sur une planche trouée spéciale, ou sur les *allonges* mobiles et plus ou moins larges de l'appareil polydactile.

2° **Armature** { tige articulée à trous multiples, arc à boule.

L'armature de notre compresseur constitue, en définitive, un arc et a, sous ce rapport, beaucoup de simplicité, de légèreté et un maniement facile. Elle tient aussi des tiges articulées, mais on peut avancer, je crois, que si elle a les avantages des appareils à arc et à tiges articulées, elle n'en a pas les inconvénients. En effet, nous voyons que cette armature a une très grande fixité, que son mode d'articulation avec le point d'appui est mobile et que ce point d'appui a une échelle de trous qui permet de choisir le lieu de son implantation, en haut, en bas, de l'approcher ou de l'éloigner de la tête, du tronc, du membre. D'ailleurs, son turion articulateur étant arrondi en pivot et sa courbure convenablement calculée, celle-ci peut décrire un mouvement en arc de cercle dans des directions très variées. Les trous dont elle est percée, multiples, rapprochés, présentent des séries alternes tellement disposées que la vis qui les traverse peut toujours tomber sur l'artère perpendiculairement, du premier coup et sans ces tâtonnements inséparables de l'application des autres appareils. Ce dernier avantage est peut-être plus prononcé encore dans le modèle d'armatures à boules. A l'aide de ce mécanisme, notre compresseur est simple, peu encombrant, et, du moment qu'à ces conditions favorables il joint celle de la précision, il nous semble supérieur aux appareils anciens à arcs, à tiges articulées, qui ont moins de fixité, de précision, moins d'étendue des mouvements, moins de simplicité. Pour bien constater ces faits, il suffira de jeter un coup d'œil sur la complication de vis que présente le meilleur de ces appareils, celui modifié par M. Broca : nous trouverons cinq vis. Une première pour fixer l'extrémité de l'armature dans la coulisse de la gouttière de contre-pression ; une deuxième pour arrêter l'une sur l'autre les deux parties de la branche verticale ; une troisième pour le jeu de la branche horizontale sur la verticale (vis de Signorini) ; une quatrième pour maintenir dans une étendue voulue la branche horizontale sur la verticale ; une cinquième enfin pour empêcher les mouvements de la pelote sur l'extrémité de la vis. De la complication des vis, si l'on se reporte à celle du jeu de toutes ces pièces dont le mécanisme absorbe presque toute l'attention, et si l'on se rappelle les inconvénients déjà signalés de la vacillation de la gouttière, de la compression circulaire d'une courroie, on ne pourra s'empêcher de convenir que l'appareil qui nous occupe tranche sur ce dernier par la simplicité, la fixité, la sûreté de son application.

3° **Pelotes digitales.**

Nos pelotes, construites en vue d'imiter un ou plusieurs doigts appliqués à la compression d'un corps, sont *aplaties* au seul point de la pression, *convexes* partout ailleurs, *ovales, résistantes*, sans rigidité extrême, de *dimensions* variables, pour s'accommoder aux artères grandes, moyennes ou petites, aux os, aux nerfs, aux tumeurs diverses, etc. L'échelle de ces pelotes est toujours fondée sur l'imitation des doigts qui multiplient leur nombre, et partant augmentent le volume, pour comprimer les parties profondes, qui s'isolent et diminuent ainsi la dimension pour atteindre les parties placées à la superficie du corps, toujours avec toute la précision désirable, afin de n'agir que sur un point, sur l'artère seulement, sans comprendre la veine, le nerf, les organes voisins, etc., dans la même compression. Mais ce qui distingue particulièrement nos pelotes, c'est l'élasticité, la graduation de la force, l'indépendance.

Elasticité. — Dans les appareils de Carte, de M. Mathieu, dans celui de M. le d^r Broca, la force élastique est placée dans le voisinage de l'écrou, au-dessus de l'armature. Il résulte de la situation du cylindre en caoutchouc ou des deux ressorts à boudin de ces appareils, rejetés loin de la pelote, que l'élasticité transmise, pour ainsi dire, à travers un levier étendu, est moins fixe, moins directe, en quelque sorte perdue ou absorbée dans ce bras de levier : j'ai placé le ressort élastique dans la pelote elle-même, et certainement avec avantage : je suis trop peu versé dans la mécanique pour vous donner une démonstration technique de mon assertion, mais en jugeant cette question par sentiment et en comparant les très petites choses aux très grandes, il me semble que, si Archimède avait voulu remuer ou comprimer la terre, avec un ressort donné, annexé à son célèbre levier, il l'eût placé contre la résistance plutôt que vers un point éloigné sur l'immense bras de la puissance.

Graduation. — L'échelle tracée sur la pelote permet d'apprécier, très exactement, le poids qu'il faut à chaque artère pour la comprimer suffisamment. Vous m'avez vu dresser un tableau curieux de la quantité de pression que réclame chaque vaisseau pour l'interruption du cours du sang et déterminer une moyenne, prise sur un assez grand nombre d'individus. Cette appréciation, en apprenant à n'appliquer sur les tissus vivants que le degré de force rigoureusement indispensable, servira à la faire mieux supporter, à la rendre plus durable, et agrandira ainsi l'application de la compression comme méthode curative des anévrysmes, etc., etc. Et si on objectait : que l'expérimentation clinique a justement appris à se défier des forces élastiques, de celle du caoutchouc, par exemple, il faudrait répondre : que le danger inhérent à ces ressorts n'a de réalité que lorsqu'ils produisent des compressions aveugles, dont il sera facile de conjurer les funestes effets, à présent que leur puissance, rigoureusement appréciée, exactement graduée enfin, pourra être dispensée avec mesure, et d'une manière alternative, sur tous les points d'une artère, d'une veine, d'un nerf, d'un membre, etc., etc.

Indépendance. — La faculté de fixer la pelote à l'appareil ou de l'en détacher à volonté, semble de peu d'intérêt et même sujette à inconvénients. Je dois avouer que j'attache une grande importance à cette indépendance, parce qu'elle déplace à son avantage les conditions d'application inhérentes aux autres appareils compressifs. Tandis que, dans les compresseurs anciens, la disposition de l'armature et la marche de la vis sont l'action souveraine et la pelote l'esclave, dans le compresseur nouveau c'est la pelote qui commande et la vis qui obéit. Dans cette substitution de l'attention pathologique à l'attention mécanique, dans cet intervertissement des rôles, c'est la pelote qui devient la partie intelligente puisqu'elle remplace immédiatement le doigt du chirurgien. Cette mutation opérée, il n'y a plus qu'à en assurer le maintien, et c'est là l'office de la vis de pression engagée dans le trou le plus direct de l'armature, celui que l'indicateur à marteau préalablement essayé a nettement et rapidement indiqué.

4° Union de l'armature et de la pelote.

La vis, ce trait d'union de l'armature et de la pelote, très accessible au malade lui-même, a des pas très rapprochés pour que la compression se fasse lentement, presque d'une manière insensible. La crête ou la goupille annexée au tenon s'engageant sous la seconde plaque de la pelote, permet de la lier à l'appareil ou de l'en détacher pour la rendre indépendante. Elle tourne aisément, et, n'entraînant pas la pelote dans sa marche circulaire, elle n'expose pas la peau à des froissements douloureux, à une dangereuse torsion.

Application de l'instrument. — Avec un peu d'étude, il est facile de se servir du compresseur élastique et gradué sur tous les points du corps. Il faut pour cela : placer la tête ou le tronc, le membre ou le segment du membre sur l'un des appareils polydactiles, préalablement couvert d'un coussin approprié ; les immobiliser avec des chevilles qui les circonscrivent, pour ainsi dire ; chercher l'artère, appliquer un ou plusieurs doigts sur son trajet, en regard du point que l'on veut comprimer ; substituer, avec grand soin, la pelote aux doigts ; présenter l'armature, en général, perpendiculairement au trajet du vaisseau, vis-à-vis le point où doit se faire la compression, parfois au-dessus ou au-dessous ; fixer solidement l'armature au point d'appui ; chercher et découvrir, à l'aide de l'indicateur à marteau, le trou que la vis de pression devra traverser dans sa route directe ; la faire marcher jusqu'à la pelote, que l'opérateur tient fixe jusqu'au moment où la compression est achevée dans le degré et la direction voulus.

Les planches VIII et IX que vous avez sous les yeux, montrent l'instrument en place pour la compression du plus grand nombre des artères. Elles font voir : 1° l'appareil polydactile que je préfère, dans les diverses circonstances, comme point d'appui ; 2° les trous de l'armature que traverse la vis de pression ; 3° les différentes directions qu'il faut donner, selon les cas, aux trois parties de l'armature.

1° L'appareil polydactile, pour les solutions de continuité de la colonne vertébrale, s'étendant de la tête à la partie moyenne des cuisses, et qu'on pourrait prolonger jusqu'au delà des pieds, con-

(Planche VIII.)

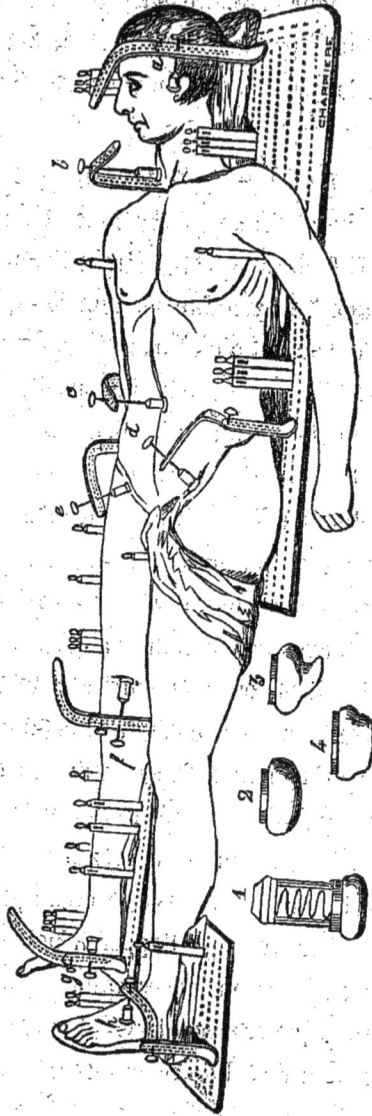

stitué un point d'appui général pour les armatures, comme il serait
un appareil général pour toutes les fractures. Convenablement
percé dans sa partie moyenne pour recevoir le siége, il offre, sans

(Planche IX.)

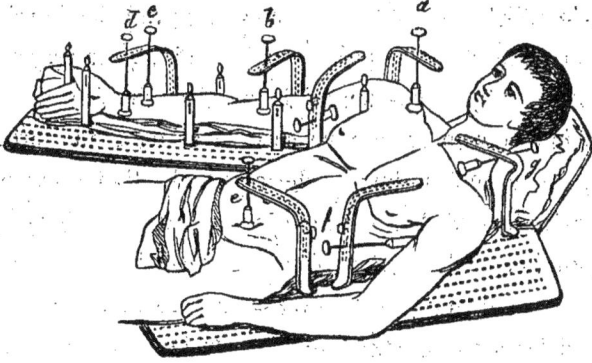

contredit, le meilleur point d'appui pour la compression des artères du tronc, du cou, de la tête, de la racine des membres ; vous
voyez que c'est sur lui que s'implantent les armatures pour la compression des artères crurale, iliaques externe et primitive, l'aorte
abdominale, la carotide, la temporale, la sous-clavière, l'axillaire
sous la clavicule et dans le creux de l'aisselle. Sur les appareils
polydactiles des membres, réduits à une simple planche trouée, se
fixent les armatures destinées à comprimer les vaisseaux de ces
deux membres. Ce n'est que dans des cas exceptionnels, lorsque,
par exemple, la tumeur anévrysmale poplitée a produit la demi-
flexion de la jambe, qu'il faudra choisir pour point d'appui l'appareil polydactile du membre inférieur (planche III), susceptible
de se prêter à tous les degrés de flexion désirables, et de recevoir
la tumeur dans son excavation centrale convenablement agrandie
à cet effet. Vous remarquerez, enfin, que pour la compression de
petites artères, comme la pédieuse, le point d'appui n'est plus
qu'une allonge.

2o Ces mêmes planches VIII et IX indiquent que la vis de pression traverse : un des trous de la partie *verticale* de l'armature
pour la compression des artères tibiale postérieure, crurale au
troisième adducteur, brachiale portion supérieure et moyenne;

temporale; un de ceux de la partie *horizontale* pour atteindre l'aorte, la radiale, la cubitale, la brachiale extrémité inférieure, l'axillaire, la carotide; la partie *courbe*, enfin, pour arriver à la sous-clavière, et peut-être aussi à la carotide primitive, etc.

3º Quand la compression ne se fait pas dans une direction unique, et que, moins simple, elle résulte d'actions composées, ce qui arrive lorsqu'elle s'accomplit suivant des directions multiples, il est difficile de bien apprécier, sur de petites figures reproduisant des détails nombreux, la véritable situation des armatures qui est même incomplétement rendue; de là la nécessité d'une description spéciale, afin de mieux indiquer ces directions importantes. D'ailleurs, cette description a d'autant plus d'utilité, qu'elle s'adresse à la compression des trois principales artères, la crurale, l'iliaque externe, la sous-clavière.

En général, la direction de la portion verticale de l'armature devra former avec l'axe du corps des angles d'autant plus ouverts, que la compression se fera davantage de dedans en dehors; et la portion courbe-horizontale s'inclinera d'autant plus sur la portion verticale, que la compression s'exercera sur des incidences plus obliques.

Artère crurale. — Cette artère n'est bien comprimée sur le pubis que par une force à direction triple, savoir : de haut en bas, d'*avant en arrière,* de dedans en dehors. Or, pour atteindre ce résultat, avec l'armature à trous multiples, il faut : 1º l'implanter en dehors du membre, près de sa face externe, à 20 centimètres au-dessous de l'épine iliaque antéro-supérieure; 2º la tourner de façon que sa portion verticale fasse avec l'axe du corps un angle de 45º environ; 3º que sa portion courbe-horizontale, inclinée à peu près à la moitié, regarde par sa concavité l'avant-bras étendu du côté comprimé, et par sa convexité la cuisse du membre opposé. L'indicateur à marteau trouvera alors sans peine, sur la portion horizontale, le trou que la vis devra traverser pour tomber sur la pelote et comprimer l'artère dans la direction indiquée.

Artère iliaque externe. — Il faut aussi la comprimer dans une triple direction : de haut en bas, d'*arrière en avant*, de dedans en dehors. Dans ce but, plantez l'armature en sens inverse de la situation donnée pour l'artère crurale, c'est-à-dire en dehors du tronc, au-dessous des fausses côtes, à 8 centimètres au-dessus de l'épine iliaque antéro-supérieure, la concavité de la portion courbe-horizontale regardant la cuisse du côté comprimé et sa convexité le membre supérieur du côté opposé.

Artère sous-clavière. — Deux directions — d'arrière en avant, de dehors en dedans. Plantez l'armature à peu de distance du cou ; inclinez faiblement vers l'épaule du côté comprimé la convexité de sa portion courbe-horizontale, et à travers un des trous de la courbure, la vis tombera sur la pelote et le vaisseau, entre la clavicule et la première côte, Il est essentiel d'élever les deux épaules et le cou avec un coussin épais et d'assujettir le malade à l'aide d'une cheville ronde matelassée placée sous chaque aisselle.

Il est inutile de nous arrêter sur les règles générales qui devront diriger dans l'application de l'armature à boule ; quelques instants d'études près du malade suffiront pour apprendre tout ce qu'il faut savoir pour s'en servir avec une extrême précision. Dans les manœuvres de la compression alternante il faut deux armatures ; deux modèles différents ne sont pas indispensables, mais j'attache une certaine importance pratique au choix que j'ai fait, et que, sans aucun doute, on cherchera bientôt à modifier.

L'application du compresseur élastique et gradué, exige peut-être plus d'étude que les autres : à cause des faibles dimensions des pelotes digitales il faut bien connaître la direction, les rapports des vaisseaux ; leur convexité réclame la juste appréciation de la configuration des surfaces osseuses dans les cas, par exemple, où l'action compressive s'exerce entre trois corps sphéroïdes, la pelote, le vaisseau, le pubis, comme pour les artères crurale, iliaque externe, etc. Mais nul ne songera à considérer, comme une difficulté, une étude, au fond plus simple que celle des procédés opératoires les moins compliqués et qui, dans tous les cas, ne pourra jamais tourner qu'à l'avantage de la méthode elle-même.

Dans les planches que vous examinez, j'aurais désiré que chaque pelote comprimant chaque artère indiquât la moyenne du poids qu'exige la suspension complète du cours du sang dans chacune d'elles, mais c'était évidemment trop exiger.

L'observation attentive de la compression graduée, intéressante sous tous les rapports, conduit à la rendre plus supportable, en n'appliquant jamais en excès la force de pression. Son étude apprend à apprécier la force exacte qu'il faut pour aplatir les parties molles qui recouvrent un vaisseau, celle nécessaire, à partir du moment où la pelote commence son action sur l'artère jusqu'à celui où son calibre est entièrement effacé. Cette gradation lente, peut être appréciée sur l'échelle de la pelote; mais vous vous rappelez que je vous ai fait assister au spectacle curieux de la marche d'une aiguille et d'une bulle d'air marquant sur un cadran et un tube de verre gradué, le début, l'agrandissement, l'apogée, le déclin, la cessation des amplitudes oscillatoires imprimés à l'armature à trous multiples, par la réaction des parois artérielles en rapport avec les degrés divers de la compression.

J'ai souvent comprimé sur un assez grand nombre d'hommes atteints d'affections chirurgicales légères, non seulement toutes les artères représentées dans les figures que vous parcourez, mais encore la plupart des points intermédiaires. Dans plusieurs circonstances, j'ai laissé, pendant vingt-quatre heures, la compression s'exercer presque complète et partant au delà du degré voulu pour la compression indirecte, sur la crurale et l'iliaque externe ; je puis déclarer qu'elle a été bien supportée, sans tuméfaction, sans rougeur du membre, avec un fourmillement à peine sensible, un peu de rougeur et de douleur sur la peau que la pelote pressait. J'avais, à dessein, négligé de garantir le tégument contre les effets de la pression, par les précautions employées en pareil cas, et les sujets de l'expérimentation (à part la contrainte que leur imposait une opération sans résultat utile pour eux), affirmaient qu'ils auraient pu supporter plus longtemps encore l'application d'un appareil que les exigences du traitement des anévrysmes ne commandent jamais de laisser si longtemps sur le même point et à un degré de pression aussi considérable!

Pour la compression *multiple*, *alternante*, on engage dans la même armature plusieurs vis tombant sur plusieurs pelotes, comme à l'avant-bras, par exemple, quand on veut arrêter ou ralentir le cours du sang en même temps dans les artères radiale et cubitale. Ou bien on place plusieurs armatures échelonnées sur toute l'étendue du vaisseau et dans sa direction. Ces appareils, assez déliés et peu encombrants, peuvent se placer côte à côte, de telle sorte que la nouvelle compression à faire peut être très rapprochée du lieu où se trouve celle qui existe déjà. On peut ainsi se ménager sur toute l'étendue du vaisseau, et presque de centimètre en centimètre des points nombreux de compression. Faisons remarquer que la compression alternante peut être produite même sur les tissus que recouvre une seule pelote ovale, à l'aide de mouvements légers de rotation imprimés à la boule ou à la courbure de l'armature et à la vis, de manière à reproduire, sur les points comprimés par la pelote, ce qui se passe, dans la station assise, sur la tubérosité de l'ischion sur laquelle le tronc s'incline par degrés pour laisser reposer les tissus endoloris par une pression trop forte ou trop longtemps continuée; action intermittente dont la pulpe des doigts, disposés en longue pelote ovale, nous offre une image plus fidèle encore, lorsqu'appliqués en ligne droite, sur un même corps, ils en pressent alternativement tous les points en se balançant, pour ainsi dire, à sa surface, ou en se passant successivement de l'un à l'autre la force compressive.

Ainsi, j'ai, sur l'homme malade, comprimé avec succès des fractures rebelles à tous les autres moyens; sur l'homme sain, j'ai appliqué mon compresseur, sur un très grand nombre d'artères, avec facilité et des résultats complets. J'ai constaté que son action pouvait s'étendre non seulement aux artères de la tête, du cou, des membres, mais encore aux iliaques externe, primitive, et jusque sur l'aorte abdominale. Dans les cas désespérés d'anévrysmes de l'aorte, des iliaques primitives, interne ou externe, quand la chirurgie reste désarmée, nous pensons que, non seulement on pourra comprimer l'aorte, y maîtriser le cours du sang, le ralentir ou le suspendre momentanément dans tout son calibre, mais encore qu'il ne sera pas impossible d'obtenir ce ralentissement, cette suspension sur une de ses parties latérales seulement, à l'aide d'une pelote convenable, sorte de *vanne* jetée sur la moitié terminale de ce volumineux vaisseau, et laissant sans trop d'entraves le courant sanguin continuer dans le côté opposé; ressource extrême, sans doute, mais non impraticable comme la ligature! Audacieuse conception que la théorie justifie et dont la réalisation pratique, peut-être assez prochaine, serait une des belles conquêtes de l'art dont elle reculerait les limites.

Dans l'état physiologique, les phénomènes qui accompagnent la compression de l'aorte dans l'abdomen, sont trop graves pour permettre au médecin prudent d'insister : (douleur spéciale sur le trajet de l'aorte jusqu'au cœur, malaise, anxiété, pâleur, sueur abondante, bientôt froide). Dans l'état pathologique, où le but justifie davantage les moyens, on comprime depuis assez longtemps l'aorte dans les hémorrhagies utérines; ne pourra-t-on pas là comprimer aussi pour d'autres pertes de sang, pour des anévrysmes cachés dans l'abdomen, et dans les cas où la mort imminente, comme dans l'anesthésie toxique, par exemple, réclame le réveil du cœur, que le refoulement de son excitant naturel pourra peut-être provoquer?

On peut entrevoir que notre compresseur, modifié dans une des extrémités de la vis, et exerçant la compression de dedans en dehors, ou une traction bien calculée, pourra servir : à comprimer certaines artères, la mammaire interne, l'intercostale, à soulever des portions d'os enfoncées, dans les fractures du crâne, de la poitrine, avec plaies, à extraire des corps étrangers, etc.

Mais le perfectionnement le plus digne d'intérêt peut-être, et qui a reçu un commencement de réalisation devant vous, c'est l'adjonction à l'extrémité de l'armature du *cadran*, ou celui du *niveau* à bulle d'air gradué, susceptible de faire apprécier, avec la plus grande exactitude, comme je vous l'ai dit déjà, les oscillations qu'imprime à l'appareil la réaction des tuniques artérielles que la pelote étreint; amplitudes oscillatoires qui révéleront au juste le *moment* de la compression indirecte. Le diagnostic des affections du cœur et des artères, des tumeurs, celui des maladies de toutes les parties où des mouvemens se passent, ne pourra-t-il pas s'aider d'un instrument qui permettra de voir ce que l'oreille fait entendre, ce que la main fait toucher?

Mais il est temps de nous arrêter dans l'énoncé de choses plus pressenties que démontrées; indications simples que comporte l'enseignement de la pathologie générale, et que n'accepterait pas celui plus rigoureux de la clinique.

L'observation n'a pas sanctionné encore les avantages que nous attachons à notre compresseur, même dans les plaies artérielles récentes, dans les anévrysmes, partout où le doigt qui intervient a besoin d'être suppléé; attendons donc que l'expérience ait parlé, et revenons à la réalité des faits en résumant les traits qui forment le caractère du compresseur élastique et gradué.

1º La spécialité et l'étendue du point d'appui.

2º La fixité de l'armature et la disposition de sa courbure.

3º La pelote digitale, élastique, graduée, indépendante.

4º La certitude de connaître le poids compressif, de mieux le faire supporter aux tissus, d'obtenir une compression continue.

5º La diversité des mouvements utiles sur tous les points de l'armature.

6º La simplicité plus grande de sa construction; la facilité, la sûreté de son application; la généralité des services que peut rendre un seul appareil pour toutes les compressions.

7º La faculté d'apprécier, par une mesure rigoureuse, le degré de réaction des artères.

8º L'avantage réel de le faire fabriquer partout, et celui plus modeste; il est vrai, mais non moins réel, d'être moins coûteux.

Aujourd'hui, que se multiplient, en divers lieux, les succès du traitement des anévrysmes par la compression intermittente opérée à l'aide des doigts de plusieurs chirurgiens agissant successivement sur un même malade, il pourra sembler à quelques personnes, que je n'ai travaillé que pour une époque déjà passée, mon compresseur étant arrivé trop tard. Cette opinion, je l'espère, ne sera pas partagée par tout le monde. Dans mes études sur l'important sujet qui nous occupe, j'ai regardé dans le passé, le présent et l'avenir : dans le passé, pour apprécier l'insuffisance de tous les moyens de compression alternante; dans le présent, pour reconnaître la supériorité des doigts; dans l'avenir, pour substituer à ces admirables organes quelque chose de mieux, un instrument mécanique très imparfait sans doute, le compresseur élastique et gradué! C'est que, dans la pratique de la chirurgie, les instruments l'emportent sur les doigts si distraits, si fatigables, si mobiles, si dépourvus de fixité certaine et graduée, toutes les fois qu'il faut exercer sur les parties vivantes, une action précise, durable, mesurée, presque mathématique : tels la sonde cannelée dirigeant le bistouri, et le conducteur de Fanestoch guidant le tonsillotome; tel le piston à vis projetant dans une tumeur anévrysmale les 10 centigrammes du liquide coagulant; tel le siphon irrigateur réglant jusqu'au millimètre près, le volume et la force du courant d'eau, etc., etc.; tel enfin, le compresseur nouveau, dont la pelote digitale pénétrant en quelque sorte dans l'aire d'un vaisseau, en efface le calibre ou en éclipse le disque au quart, à la moitié, aux trois quarts, en totalité, sans distractions, sans fatigue, sans oscillations, proportionnant la force au résultat, sans jamais dépasser le but!

Mais gardons-nous d'aller plus loin; je sens qu'il est aussi téméraire à moi, plaidant en faveur d'un système nouveau, de lancer contre tous les systèmes anciens un réquisitoire sans appel, qu'il serait imprudent aux autres d'opposer à mes appréciations sous quelques rapports théoriques, des objections plus théoriques encore. Du moment que je ne puis invoquer que l'observation sur l'homme en santé, attendons froidement le jugement de l'expérimentation sur l'homme malade, jugement que, peut-être, ne tarderont pas à rendre, loin de notre École, aux lieux où les anévrysmes sont bien moins rares qu'à Toulon et dans le département du Var, les chirurgiens les plus habiles, jaloux de substituer, à la ligature périlleuse et sanglante, une opération innocente et sans effusion de sang, la compression graduée.

Les figures de mes appareils et les dimensions que j'en ai données, suffiront pour les faire confectionner partout. J'ai d'ailleurs déposé chez M. Charrière, à Paris, les divers modèles qui ont été exécutés avec beaucoup d'habileté, à Toulon, par MM. Aubert, bandagiste, Authier, mécanicien, Berenguier, tourneur, Malacrida, opticien, Toucas, dessinateur.

Je possède déjà un modèle de mon compresseur auquel M. Charrière a apporté quelques différences de fabrication qu'il décrit lui-
même comme suit :

(Planche X.)

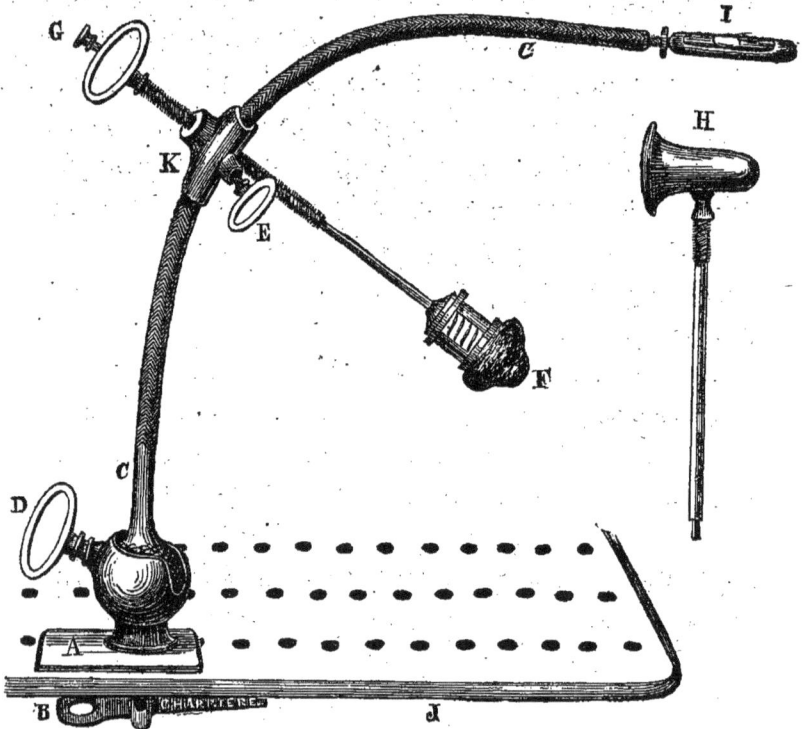

« A, plaque ou base du compresseur fixé sur la planche au
» moyen de la clavette B. — CC, tige courbe trempée en ressort
» et taillée en lime; cette tige s'incline dans tous les sens au moyen
» de la genouillère renfermée dans sa boîte sphérique, et que l'on
» arrête, fixe dans toutes les positions au moyen de la forte vis à
» pointe D.—F, une des diverses pelotes, porte-pelotes avec res-
» sort en spirale, et la vis représentée en action dans les planches
» et figures déjà indiquées des appareils de M. J. Roux. — E, vis
» de pression pour fixer à la place et au degré d'inclinaison de
» droite à gauche ou à coulisse d'avant en arrière dans les divers

» points, la coulisse K, dans laquelle se monte la grande vis
» porte-pelotes. — I, niveau d'eau qui est vissé au bout de la tige.
» —H, marteau destiné à enfoncer la clavette; il est muni d'une
» vis-épreuve déjà indiquée dans la planche de l'appareil de M. J.
» Roux, mis en action. »

Je reviendrai, Messieurs, dans d'autres entretiens, sur tous les points qui se rattachent au compresseur qui vient de nous occuper. Je me suis laissé aller à vous les indiquer, sans doute, un peu trop longuement, sans cependant sortir entièrement de mon sujet, car, vous le voyez, de l'étude d'un appareil polydactile à fractures, nous sommes arrivés, sans tarnsition brusque, à l'examen d'un appareil de compression générale, au compresseur élastique et gradué; c'est que ces deux choses, loin de s'exclure, se complètent; *contenir, comprimer,* n'est-ce pas là la formule des conditions essentielles des deux genres d'appareils qui, dans le système que j'expose, marchent parallèlement et se rendent de mutuels services, en s'empruntant, pour des résultats souvent différents, quelques-uns de leurs éléments? Et pour obtenir le but que j'ambitionne d'atteindre par ces deux appareils, leurs éléments ne doivent-ils pas s'y rencontrer, s'il est possible, avec la perfection de l'appareil type par excellence, le *doigt?* De là, je le répète encore, le mot *polydactile,* affecté à l'appareil à fracture et celui de *compresseur digital,* que je n'eusse pas manqué de donner à mon instrument si je n'avais craint la confusion, la *compression digitale* exercée avec les doigts mêmes étant déjà accréditée dans le langage scientifique et consacrée dans les livres. De là, enfin, les noms de *chevilles,* de *pelotes digitales.* D'un autre côté, quand l'esprit est dominé par une idée féconde, il est dans sa nature de l'agrandir par l'induction, de la généraliser dans l'application; et de même que vous avez vu la compression de l'artère la plus petite nous conduire jusqu'à celle de la plus grosse, de même l'appareil polydactile à chevilles mobiles édifié d'abord pour les fractures de tous les segments des membres, nous a paru applicable à certains cas de fracture du crâne, de la face, de la clavicule, des côtes et surtout aux fractures si délicates et encore sans traitement efficace de la colonne vertébrale, qu'il faut considérer ici comme un seul os. Mais ce sont là des applications que je ne signale qu'en passant et sur lesquelles je n'insisterai bien qu'à mesure que des faits cliniques viendront justifier l'actualité et l'opportunité de nouvelles communications.

Nous avons hâte de revenir aux fractures et d'arriver aux plus compliquées qui font encore le désespoir de l'art, car, s'il est vrai que dans les fractures simples tous les appareils réussissent, il n'est pas moins exact que tous échouent ou sont insuffisants dans les fractures compliquées, mais, selon nous, à des degrés divers. En effet, dans les fractures avec esquilles adhérentes, bouts d'os chevauchants, plaies des parties molles étendues, profondes, avec hémorrhagie, délabrements articulaires même, lorsque l'amputation n'est pas jugée nécessaire ou qu'elle est repoussée, que voulez-vous demander tout d'abord aux appareils à attelles, inamovibles, à extension continue? Rien, sans doute, car, dans ce moment, ils ajouteraient d'inévitables périls à ceux qui menacent les malheureux blessés. Seuls, les appareils hyponarthéciques seront utiles : supports inoffensifs, ils satisferont à la première indication de toute fracture, l'*immobilité*. Dans cette classe d'appareils, la planchette de Mayor, le double plan incliné d'A. Cooper, la caisse de M. Baudens, l'appareil analogue de M. D. Arnaud, chirurgien de 1re classe de la marine, reçoivent ici de fréquentes et heureuses applications, non seulement comme support efficace, mais encore par les ressources nombreuses qu'ils mettent à la disposition du chirurgien. Avec ces appareils, recommandables par les noms de leurs auteurs et les résultats cliniques, permettez-moi de comparer l'appareil polydactile à chevilles mobiles.

Étendu sur les planchettes garnies du coussin et de la toile cirée, le membre fracassé est exposé à l'air, à la lumière, aux regards, et trouve désormais tous les moyens d'y rester jusqu'à l'entière guérison, sans qu'il soit nécessaire de changer, de défaire, de renouveler, de réappliquer l'appareil. Mais voici ce qui commence à distinguer l'appareil polydactile : loin du délabrement des parties, ou près de ses limites, des chevilles maintiennent le membre et le pied, non à la manière d'une *cravate* circulaire qui comprime, d'un *lien coaptateur* demi-circulaire qui étreint, mais comme un *tuteur* qui soutient, différence insignifiante en apparence, mais capitale quand il importe tant d'écarter les obstacles qui menacent la circulation déjà si languissante dans les parties dilacérées. C'est ainsi que, sans compression aucune et sans nul danger d'étranglement, le membre reçoit de notre appareil, avec l'*immobilité* complète, sa *direction* normale.

Rien ne saurait y entraver les pansements, si compliqués qu'ils soient ; en ne plantant pas de chevilles en regard des plaies, des serres-fines, des sutures entortillées, etc., on évitera toute compression nuisible. A travers ces ouvertures ou ces fenêtres, bien plus faciles à ouvrir et à fermer que celles des appareils inamovibles, et dont à son gré le chirurgien peut augmenter le nombre, les dimensions, sans secousse même légère, il sera on ne peut plus aisé de surveiller, de visiter le pansement, d'en changer les pièces, de diriger le pus, de l'absterger sur la plaie et sur la toile cirée, d'arrêter les hémorrhagies, de pratiquer des incisions, d'enlever les esquilles, etc., d'accomplir enfin tout ce qu'exige le traitement délicat des fractures les plus graves.

A mesure que l'inflammation s'affaiblit, que le gonflement diminue, et dès que les doigts peuvent comprimer, soulever, rapprocher sans danger divers points du membre, on les remplace par une ou deux chevilles, avec l'attention constante de *soutenir* les parties sans les *comprimer*. Au plus léger indice de douleur, on les reculera pour les avancer encore; on travaillera ainsi à rapprocher les tissus écartés en talonnant, pour ainsi dire, la nature dans sa marche réparatrice, afin de façonner le membre et d'arriver le plus promptement, mais par degrés, à lui rendre sa *forme*. J'insiste toujours sur ce dernier résultat à cause de ses conséquences, car, avec la *forme*, on rend ordinairement au membre ses *rapports*.

Pour achever cette œuvre toujours lente lorsque après une fracture compliquée on n'a pu restituer immédiatement au membre sa direction, sa forme et ses rapports, il faut lui rendre ses *dimensions*, sa longueur exacte, en triomphant du chevauchement par l'extension continue, l'application des pointes métalliques, le relâchement des muscles sur lequel M. le docteur Loreau a si justement insisté. *(Archives générales de médecine*, 1846, page 249.) Vous avez apprécié, parce que nous vous avons déjà dit, toutes les ressources de l'appareil polydactile pour éviter les excoriations, les escarres, en variant les positions, les points d'appui de l'extension et de la contre-extension, faculté précieuse de laquelle dépend tout le succès de ce mode de traitement.

Enfin, pour prévenir les raideurs articulaires et les douleurs consécutives qu'elles provoquent trop souvent, pour prévenir l'ankylose, et même pour soulager seulement les malades par des degrés divers de flexion du membre, ce même appareil s'incline, s'étend au gré du médecin, et, pour ainsi dire, au caprice du patient.

Depuis dix ans, à Cherbourg d'abord, à Toulon ensuite, et en ce moment sous vos yeux, il m'a été permis de donner la solution du problème depuis longtemps soulevé pour le traitement des fractures les plus graves; c'est-à-dire, de les guérir à l'aide d'un appareil, qui, laissant le membre à découvert, immobile, successivement étendu ou fléchi, lui rend, sans secousse et sans souf-

frances étrangères à la lésion elle-même, sa direction, sa forme
et ses rapports, ses dimensions ; assure la facilité des pansements
et des opérations consécutives, sans changement, sans levée de
l'appareil dont la première application, à peine modifiée ou com-
plétée, dure jusqu'à l'entière consolidation. Et ces manœuvres
peuvent s'accomplir avec une sécurité telle, qu'il m'est arrivé en
ville de confier, sans inconvénient, à des personnes étrangères à
l'art, les pansements délicats qui suivaient ma visite du matin, et
qu'il m'était très facile de faire sans le secours d'aucun aide.

Ces résultats heureux sur lesquels j'appelle toute votre attention, quelques appareils hyponarthéciques permettent de les
atteindre aussi. Mayor les revendique avec chaleur pour sa planchette, ses gouttières, etc. Mais je crois qu'on ne les obtient ni
aussi facilement, ni sans quelques inconvénients et même quelques dangers ; les cravates, les liens coaptateurs circulaires se
relâchent, se salissent ; il faut les resserrer, les changer ; il est parfois indispensable d'abaisser les parois des *caisses*, d'en renouveler le remplissage : manœuvres toujours accompagnées de
compression, de secousse, de douleurs, de mouvements, et partant de changements au moins momentanés, dans la direction du
membre. Il est juste de dire, cependant, que les appareils de
Mayor, ceux de MM. Baudens, Arnaud, Gaillard, etc., ont servi à
obtenir de beaux succès qui se multiplieront entre des mains
habiles. Je ne vous conseille donc pas mon appareil d'une
manière absolue et à l'exclusion de tous les autres ; si j'insiste
autant sur ses qualités, c'est parce qu'il n'est pas connu, et que,
dans ma pratique, vous vous apercevez qu'il est l'objet d'une
préférence marquée. Je ne frappe de proscription, dans le traitement des fractures les plus graves, que les appareils inamovibles,
c'est chose généralement convenue, et le bandage de Scultet avec
ses compresses tendues, ses plans de bandelettes constrictives,

ses coussins trop chauds, ses attelles inflexibles, ses liens trop
lâches ou trop serrés, sa bande plantaire insuffisante, sa tibiale
masquant encore le membre et déguisant fréquemment un
pansement mal fait; appareil trop souvent malheureux, qu'un
grand nombre de chirurgiens s'obstine à conserver, malgré l'in-
cessante menace de l'étranglement, les longueurs des pansements,
la nécessité d'avoir des aides, les mouvements, les douleurs inséparables de son application, malgré l'obligation de le visiter sans
cesse, de le renouveler, de le défaire, de le réappliquer au moins
une fois par jour, et en dépit des insuccès de la pratique et des
enseignements de la raison! Cette proscription, dans les cas que
j'ai spécifiés, ne la perdez pas de vue, vous, Messieurs, qui pra-
tiquez la chirurgie à bord des vaisseaux, sur les champs de
bataille, et qui devez votre préférence aux appareils qui, permettant une surveillance facile, sont les plus simples, les plus rapides
dans leurs applications, les plus sûrs dans leurs résultats.

Si je ne m'abuse, et, si par un sentiment presque naturel, je
n'exagère pas les avantages de mon nouvel appareil et la signification des résultats que j'en ai obtenus, je crois qu'il pourra être
de quelque utilité à bord des vaisseaux, où les conditions d'immobilité sont si difficiles à obtenir, où il sera toujours facile de le
faire confectionner. J'espère même que la chirurgie navale pourra
multiplier ses applications et en retirer encore de bons effets dans
les fractures de la rotule, du grand trochanter, dans les phleg-
mons diffus, les arthrites aiguës et chroniques, dans les plaies
des articulations, les entorses, dans les raideurs des jointures, les
ankyloses commençantes, dans tous les cas, enfin, où il faudra
aux membres inférieurs de l'immobilité, ou bien vaincre les raideurs articulaires par des mouvements gradués, faire des pansements compliqués, recourir aux irrigations continues, etc., etc.

A bord des bâtiments à voiles et à vapeur, il a toujours été très difficile, quand les mouvements qui les agitent en tous sens, sont violents, d'empêcher leur retentissement dans les membres fracturés. Dans les circonstances ordinaires, il suffira cependant de placer le malade et mon appareil dans un *cadre en toile,* dont les parois latérales à transfilage pourront être abaissées ou relevées à volonté, de le suspendre au centre du navire, au niveau de la flottaison, parallèlement à la quille. Alors, les mouvements de roulis deviendront nuls et ceux de tangage seront singulièrement affaiblis par l'emploi de deux crocs à double effet, garnis de caoutchouc vulcanisé, et rapprochés l'un de l'autre. Mais les mouvements vibratoires qui retentissent partout et que provoquent les commotions du choc des lames, de la chute de l'ancre, de la déflagration de la poudre, de la trépidation des machines à vapeur, peuvent encore arriver jusqu'aux surfaces fracturées et les ébranler. J'ai fait connaître ailleurs (fracture du fémur, *Revue médico-chirurgicale,* 1849, page 87) le fait intéressant d'un matelot du vaisseau le *Montébello,* atteint de fracture sus-malléolaire compliquée d'angioleucite, qui éprouvait, au mouillage même, par les simples salves d'artillerie, de telles douleurs au point blessé que pour faire cesser ces souffrances intolérables, je n'avais trouvé d'autre moyen que de l'isoler des surfaces vibrantes du vaisseau en dépendant son cadre et en le faisant soutenir à chaque angle par quatre matelots dont le corps souple et les bras élastiques décomposaient et absorbaient le mouvement. Ne pourrait-on pas obtenir plus simplement ce résultat par la suspension du cadre à un seul croc à effet multiple et garni de caoutchouc épais ?

L'appareil polydactile reçoit aux membres supérieurs une application plus facile toujours fondée sur les principes que nous venons d'indiquer pour les membres inférieurs. Nous nous exposerions à des redites si nous y insistions d'avantage. Du reste, à défaut d'une description détaillée qui, aujourd'hui, m'entraînerait trop loin, vous pourrez compléter ma pensée par l'examen attentif du modèle que je laisse entre vos mains. (Pl. V.)

Sur le point de terminer cette séance consacrée à l'étude d'appareils mécaniques, je ne voudrais pas, Messieurs, matéria-liser dans votre esprit le traitement des fractures des membres ; ce qui doit prévaloir ici, c'est la connaissance des indications à remplir, l'application des moyens n'étant jamais que secondaire : au-dessus des appareils domine le génie du chirurgien qui les applique, comme au-dessus de la main de l'homme réside l'intel-ligence qui la met en exercice. Mais il me faut aussi vous pré-munir contre la dangereuse exagération de quelques chirurgiens qui n'accordent aux appareils qu'une importance par trop insi-gnifiante ; les appareils sont aux indications des fractures ce que les instruments de musique sont à l'harmonie, et certainement l'instrument à une seule corde et celui qui en possède plusieurs sont loin d'être sur la même ligne pour la perfection et la multi-plicité des accords.

Afin de joindre l'exemple au précepte ou, si vous l'aimez mieux, la pratique à la théorie, je vais, en terminant cette leçon, vous rappeler, le plus rapidement possible, les observations de quelques-uns des malades que vous avez observés à ma clinique de l'hôpital, à celle de la ville, dont les fractures ont été traitées à l'aide des appareils qui nous occupent en ce moment.

Clinique de l'hôpital du Bagne.

Fracture simple de la jambe droite. — Appareil polydactile à chevilles mobiles, au début. — Bandage dextriné pour achever la guérison.

OBSERVATION I. — H... Louis, âgé de 27 ans, d'une constitution ro-buste, au bagne depuis un an, était occupé, le 6 mars 1858, à porter un madrier, de concert avec trois autres condamnés, lorsque ceux-ci ayant faibli et lâché prise, il est tombé lui-même : choc direct de la pièce de bois contre la partie inférieure de la jambe droite ; fracture complète des deux os, celle du tibia en rave, à 4 centimètres au-dessus de l'articulation tibio-tarsienne, celle du péroné oblique, à 1 centimètre plus haut ; pas de chevauchement, pas de renversement du pied, pas de déplacement. Mais après l'accident : gonflement considérable du pied et de la partie inférieure de la jambe, sans accidents généraux. On applique l'appareil polydactile à double plan incliné. Contention facile de la fracture au moyen des chevilles, sans constriction circulaire du membre (compresses froides qu'on peut souvent et aisément renouveler sans toucher à l'appareil, sans mouiller les objets de literie, grâce à la toile cirée repliée en gouttière sous le membre et conduisant l'eau à un récipient placé à l'extrémité de l'appareil).

13 mars. État général très bon, gonflement moindre. Continuation des compresses froides.

16. Plus de gonflement, coaptation parfaite, application d'un bandage dextriné qu'on laisse sécher jusqu'au lendemain sur l'appareil polydactile, où le maintenaient un petit nombre de chevilles doucement appliquées.

Fracture comminutive de la cuisse droite, sans plaie. — Appareil polydactile à chevilles mobiles. — Guérison sans chevauchement.

OBSERVATION II. — C... (Jean), âgé de 44 ans, est atteint, depuis l'enfance, d'un *varus-équin* du pied droit, avec atrophie de tout le membre et diminution de 2 à 3 centimètres dans la longueur du fémur de ce côté. L'articulation fémoro-tibiale est dans une demi-flexion permanente, sans ankylose pourtant, mais avec impossibilité d'extension plus grande. Le membre n'appuie jamais sur le sol, et la progression ne s'effectue qu'au moyen de béquilles. Dans ces conditions, le 3 juin 1858, cet hommefait sur le pavé une chute de sa hauteur : fracture comminutive du fémur droit à sa partie moyenne; crépitation multiple, déformation prononcée, mobilité considérable de l'extrémité inférieure du membre; peu de gonflement. Une médiocre extension par les mains d'un seul aide,

5

opère la réduction , après laquelle il ne reste plus que le raccourcisse-
ment congénial précédemment indiqué. Le membre est placé sur un
appareil polydactile à plan incliné, seul applicable ici en raison de la
flexion permanente de la jambe. Une fois la réduction obtenue, des chevilles là maintiennent aisément, en modelant le membre et en suivant
pas à pas les changements de volume de la cuisse selon qu'elle augmente
par la tuméfaction ou qu'elle diminue en revenant à son volume naturel.

A partir du 9 juin, on ne touche plus à l'appareil que pour l'enlever
entièrement le 10 août suivant. Le résultat de cette application a été
des plus complets ; le malade a déclaré ne pas en avoir éprouvé de gêne;
un grand nombre de chevilles ont été placées, afin de mieux façonner le
membre, et la guérison a eu lieu sans accident et sans le moindre rac-
courcissement.

*Fracture comminutive de la jambe droite, avec plaie et chevauchement.
— Appareil polydactile à chevilles mobiles et à pointe métallique. —
Guérison sans difformité.*

OBSERVATION III. — B... (Jacques), âgé de 50 ans, d'une forte constitution, reçut, le 26 décembre 1857, le choc d'une pièce volumineuse de
bois sur la jambe droite : fracture comminutive à 15 centim. au-dessus
des malléoles ; plaie de 2 centim., oblique en dedans, à la partie antérieure de la jambe, produite par la saillie très oblique du fragment supérieur du tibia chevauchant sur l'inférieur ; péroné brisé plus bas ; hernie
des parties molles. La fracture, réduite, est maintenue à l'aide de l'appareil polydactile à double plan incliné, garni d'un coussin et d'une toile
cirée. (Diète ; limonade citrique.)

Les jours suivants : réaction vive, gonflement considérable, rougeur
de la jambe, sphacèle et chute des parties herniées, suppuration sanieuse
abondante, décollement de la peau. (Soupe. Limonade citrique ; huile
de ricin, 40 grammes.)

Le 14 janvier, le fragment supérieur du tibia chevauchant encore
malgré les moyens divers de compression employés jusque là, on le
réduit entièrement à l'aide de la pointe métallique modifiée de M. Malgaigne, implantée sur la face interne du tibia, à 5 centimètres au-dessus

du lieu de la fracture; pas d'inflammation ni de douleur autour de la piqûre.

20. État général satisfaisant; l'état local s'améliore, gonflement, douleur, suppuration moindres.

10 février. La pointe métallique est enlevée; suppuration insignifiante de la plaie de la piqûre, assez abondante encore par celle de la fracture; les fragments restent désormais dans leurs rapports normaux.

Du 14 février au 27 mars, à part quelques accidents survenus dans la plaie, tels que douleur, écoulement difficile du pus ayant nécessité deux incisions, tout marche vers la guérison. A cette dernière époque, on trouve, au lieu d'implantation de la pointe métallique, une cicatrice légère, sans adhérence à l'os, qui est resté lisse en ce point. La consolidation de la fracture par bourgeonnement des surfaces osseuses a été longue à obtenir; il est resté sur les téguments adhérents dans l'étendue de la lésion faite par le tibia une coloration rouge, mais la réunion est parfaite sans aucune altération de la forme du membre. Pendant tout le temps du traitement, les pansements divers, les irrigations, les lavages, les modifications à apporter au premier appareil, les incisions ont été si faciles que le chirurgien a pu les exécuter, le plus souvent, sans le secours d'aucun aide. On a noté l'absence de raideur et de souffrance dans l'articulation fémoro-tibiale, grâce aux changements assez fréquents apportés dans l'inclinaison des deux parties du plan incliné et aux mouvements imprimés à leur point de jonction.

Clinique de la ville.

Fracture comminutive grave de la jambe gauche avec plaies et chevauchement. Appareil polydactile à chevilles mobiles et à pointe métallique. Guérison.

OBSERVATION IV. — M. J..., âgé de 55 ans, d'un tempérament lymphatique, d'une assez forte constitution, se fractura la jambe gauche le 20 décembre 1857. En débarquant d'un bateau, il fit une chute pendant que son pied gauche était fortement retenu entre deux pièces de bois : fracture très oblique de la partie moyenne du tibia, de haut en bas et de dedans en dehors ; le fragment inférieur offre, sous la peau et en dedans, une longue baguette osseuse, tandis que le biseau du supérieur a perforé les téguments en avant du membre ; péroné fracturé, en éclat, au-dessus de la malléole externe, où existent deux plaies étroites mais profondes donnant issue à une très grande quantité de sang. En présence de cette lésion qui, sous bien des rapports, semblait commander l'amputation immédiate, je me décidai à une tentative de chirurgie conservatrice : réduction impossible à obtenir complète, malgré tous les efforts, sans doute, à cause des esquilles interposées entre les os divisés, et plus difficile encore à maintenir à l'aide d'un appareil temporaire à attelles. (Diète. Limonade citrique ; compresses froides très souvent renouvelées.)

Le lendemain, le malade, agité, n'a pas dormi ; l'hémorrhagie a continué une partie de la nuit ; application de l'appareil polydactile à double plan incliné, muni de son coussin et d'une toile cirée ; coaptation rendue plus exacte, mais pas entièrement complète par les chevilles, dont la pression latérale est secondée par celle d'un lien antérieur. (Diète. Limonade citrique ; linge cératé sur les plaies ; compresses froides.)

22. Pas de douleur, ni de gonflement ; phlyctènes remplies de sérosité sanguinolente. (Même prescription.)

23. Même état. (40 grammes huile de ricin.)

24. Pendant la nuit, agitation, délire momentané, frissons, suivis de chaleur et de sueur ; diminution de la fièvre dans la matinée ; gonflement plus étendu de la jambe ; chute de l'épiderme des phlyctènes, qui laissent des excoriations recouvertes d'un enduit de couleur jaune d'ocre. — Une garde-robe. — Pour éviter toute compression dangereuse, on recule les chevilles placées en regard des parties du membre qui se tuméfient.—(Bouillon, soupe, eau vineuse, linge cératé, cataplasme.)

Du 25 décembre au 28 janvier, état général peu satisfaisant : inappétence, fièvre, rêvasseries, gonflement considérable du pied et de la jambe, nouvelles phlyctènes nombreuses remplies de sérosité roussâtre, rougeur diffuse jusqu'au genou, sanie abondante, fétide, plaies grisâtres, extraction de lambeaux de tissu cellulaire sphacélé.

29. Amendement de tous les symptômes : un peu d'appétit, pas de rêvasseries, pas de fièvre. Formation de plusieurs abcès au voisinage de la malléole externe, à la partie antéro-latérale externe de la jambe, sur la crête tibiale au tiers supérieur du membre, à la face dorsale et au côté externe du pied. Des incisions sont pratiquées : suppuration par six ouvertures. L'épiderme de la jambe et du pied s'enlève en totalité. On extrait avec des pinces quatre esquilles d'un petit volume appartenant au péroné et au tibia. Les petites opérations, les pansements nombreux, les lavages répétés, sont faits plusieurs fois par jour avec rapidité, sans douleur, et sans imprimer des secousses au membre malade. Les parents eux-mêmes renouvellent les pansements, car il suffit, pour leur accomplissement, d'enlever momentanément quelques chevilles et de les replacer après l'application des pièces de l'appareil. Ce fut à cette période de la maladie que plusieurs de mes élèves et de mes confrères, et parmi ces derniers M. le docteur Goffres, vinrent voir le blessé.

Février.—Après ces diverses phases que le malade traverse, non sans donner de graves inquiétudes, le mieux est définitif. A partir du 16, gonflement, suppuration moindres, bourgeons charnus des plaies de bonne nature. On travaille alors plus directement à donner au membre une bonne configuration au moyen de chevilles que l'on rapproche de manière à exercer autour de lui une pression douce très supportable.

Mais, comme malgré les moyens les plus méthodiques de réduction et de contention applicables ici, tels que : pression latérale des chevilles, antéro-postérieure et latérale des liens coaptateurs ; abduction ou adduction du pied obtenues encore à l'aide des chevilles ; élévation du fragment inférieur par des coussins ou des liens passés au-dessous, on voit persister la saillie et un écartement sensible de la baguette osseuse du bout inférieur du tibia, et qu'il y a lieu de craindre ultérieurement une fausse articulation. — Le 26, on applique l'unique moyen de contention en quelque sorte acceptable par les tissus enflammés, mais aussi le plus héroïque, la pointe métallique de M. Malgaigne. Elle est implantée à 3 centimètres de la fracture, sur la face interne du fragment inférieur. Nuit bonne, pas de fièvre, pas d'inflammation autour de la pointe qui porte sur le tibia à travers des tissus qui ont suppuré et qu'envahit encore un certain degré d'induration phlegmasique.

29. État satisfaisant ; coaptation plus complète de la fracture ; suppuration très peu abondante ; marche des plaies vers la cicatrisation. Cependant, le 6 *mars*, un abcès, formé lentement et profondément dans les parties molles postérieures de la jambe, s'ouvre spontanément au-dessous du talon ; le pied est alors suspendu par une sorte de hamac partiel fait à l'aide de bandes passées sous le calcanéum, se réfléchissant sur les mortaises des chevilles et fixées aux pitons de ceinture.

15 *mars*. Enlèvement de la pointe métallique qui laisse, dans les tissus encore indurés, une petite plaie ronde et vermeille qui se ferme bientôt. L'aiguille osseuse du fragment inférieur qui a nécessité son application reste désormais adhérente au fragment supérieur.

10 *avril*. Cicatrisation complète des plaies ; on enlève l'appareil poly-dactile resté en place depuis plus de trois mois et n'ayant subi, dans cette longue période de temps, d'autres déplacements que ceux très ménagés, d'extension et de flexion, afin de prévenir la raideur du genou, que les mouvements partiels des chevilles nécessités par les exigences de l'application des diverses pièces de pansement. Mais la consolidation n'étant pas complète encore, on applique un bandage dextriné qui permet au blessé de s'habiller, de se lever et de se promener avec des béquilles, sans appuyer sur sa jambe malade.

1ᵉʳ septembre. Je viens de revoir M. J..., plus de huit mois après sa blessure : la jambe fracturée est dans l'état suivant : la consolidation ne laisse rien à désirer ; les parties molles du tiers inférieur de la jambe et le pied sont encore sensiblement tuméfiées, indurées, rouges ; les cicatrices enfoncées adhèrent aux os. Il y a une courbure à convexité antérieure ; la saillie du fragment inférieur est assez sensible sur le bord interne du tibia. On découvre avec peine la cicatrice de la pointe métallique, d'ailleurs sans adhérences à l'os qui est resté lisse au point d'implantation. Le malade, qui marche encore avec des béquilles, est, malgré la déformation légère de son membre, heureux d'un résultat pour lui inespéré ; résultat, pour nous, d'autant plus remarquable qu'il a été obtenu sans beaucoup de peine, avec le concours actif des parents, sans beaucoup de douleurs pour le patient, et après que nous avons dû, à deux reprises assez éloignées, agiter dans notre esprit l'idée de l'amputation du membre !

Personne n'ignore que des lésions aussi graves, plus graves même, ont été guéries à l'aide de tous les autres appareils, et même avec celui de Scultet dirigé par des mains exercées ; mais je puis dire que, d'après l'étude comparative et pratique que j'ai faite de tous les moyens mécaniques usités en France dans le traitement des fractures les plus compliquées, nul ne m'a paru, plus que les appareils polydactiles, réunir la simplicité, la facilité, la sûreté des pansements et des résultats.

L'auteur a fait l'exposition et la démonstration de ses nouveaux appareils, à Paris, en 1858 :

A l'Académie de médecine, séance du 5 octobre ;

A la Société de chirurgie, séance du 6 octobre ;

A l'Hôtel-Dieu (service de M. Jobert de Lamballe) ;

A l'hôpital des Cliniques (service de M. Nélaton),

MM. Broca et A. Richard étant alors en exercice.

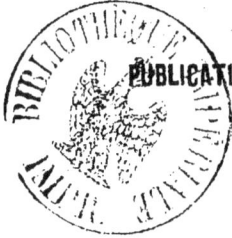

1837. *Nouvelle méthode de guérir le varicocèle* (Premier mémoire. *Gaz. méd. de Paris,* page 821). Méthode de feu J.-J. Reynaud.

1839. *Nouvelle méthode de guérir le varicocèle* (Deuxième mémoire *Journal des connaissances médicales pratiques,* page 229).

1841. *Clinique maritime* (Observations diverses. *Gazette médicale de Paris,* page 20).

1842. *Angioleucite superficielle* (Mémoire. *Gazette médicale de Paris,* page 56).

— *Discours d'ouverture de cours. — Généralités sur l'anatomie et la physiologie* (Toulon).

1844. *Discours prononcé à l'occasion de l'inauguration du buste du docteur Fleury,* médecin en chef de la marine, mort du choléra en 1835 (Toulon).

1846. *Du bubon vénérien suppuré et de son traitement par les injections iodées* (Premier mémoire. *Archives générales de médecine,* septembre, page 1).

— *Diphthérite des voies aériennes* (*Annales de thérap.,* page 178).

— *Première lettre sur l'amputation tibio-tarsienne* (*Annales de thérap.,* page 306).

1847. *Du bubon vénérien suppuré et de son traitement par les injections iodées* (Deuxième mémoire. *Archives générales de médecine,* mars, page 297).

— *Des tumeurs squirrheuses enkystées* (Mémoire présenté à la Société de chirurgie de Paris. *Bulletin de la Société*).

— *Hydarthroses orbiculaires ; de celles de l'épaule en particulier* (Mémoire lu à l'Académie nationale de médecine, le 30 septembre 1845), suivi d'une *Observation d'hydarthrose du genou* (*Gazette médicale de Paris,* pages 108 et 114).

1847. *Éthérisme à l'aide des appareils mécaniques* (Mémoire. *Gaz. méd. de Paris*, 3 avril).

— *Éthérisme dans un cas de circoncision et de taille* (*Gazette des hôpitaux*, 25 mai).

— *Éthérisme à l'aide du sac à éthérisation* (*Union médicale*, p. 326 et 345).

— *Tumeur fibro-vasculaire ; ablation partielle du maxillaire inférieur* (*Gazette des hôpitaux*).

— *Note sur l'emploi de l'éther dans les opérations de la taille* (Présentée à l'Académie nationale de médecine, séance du 20 juillet).

— *De l'éthérisme dans les accouchements* (Mémoire. *Gazette médicale de Paris*, 2 et 9 octobre).

— *Trépanation mastoïdienne* (*Annales de thérap.*, page 468).

— *Hydrocèle double. Injection iodée d'un côté, alcoolique de l'autre* (*Ann. de thérap.*, page 176). Observation.

— *Nouvelle classification des fonctions de l'homme* (Mémoire lu en séance générale à Marseille, à la quatorzième session du Congrès scientifique de France, tome II, page 295).

1848. *Éthérisation répétée dans un cas de névralgie sus-orbitaire* (Présentée à l'Académie nationale de médecine, séance du 4 mai. *Annales de thérapeutique*).

— *Éthérisme pour un cas d'extraction de corps étranger dans l'œsophage* (Présenté à l'Académie nationale de médecine, séance du 15 juin. *Annales de thérapeutique*).

— *Du débridement dans l'orchite* (*Union médicale*, page 429). Note et observations.

— *De l'amputation dans la gangrène traumatique non limitée* (*Annales de thérapeutique*, page 249).

— *Luxation sous-cotyloïdienne du fémur ; réduction après trente-cinq jours dans l'éthérisme* (*Annales de thérap.*, page 157).

— *Note sur un moyen d'annihiler les douleurs qui suivent les opérations chirurgicales* (Présentée à l'Académie des sciences, séance du 27 novembre).

— *Trépanation par évulsion,* nouvelle méthode (Mémoire présenté à l'Académie nationale de médecine. *Union méd.*, p. 275-285).

1848. *Éthérisme hypochloreux (chloroforme)* (Mémoire. *Union médicale,* pages 1 et 5).

— *Résections. — De celle de l'épaule en particulier* (Mémoire. *Gaz. des hôpitaux,* pages 148-156).

— *Luxation des os du métacarpe dans leur articulation carpo-métacarpienne* (Mémoire. *Union médicale,* pages 224-227).

— *De l'amputation tibio-tarsienne* (Mémoire. *Gazette des hôpitaux*).

— *De l'amputation et de l'éthérisme dans le tétanos traumatique* (Mémoire. *Union médicale,* pages 356-359).

— *Deuxième lettre sur l'amputation tibio-tarsienne* (*Gaz. des hôpitaux,* page 394).

— *Éthérisation directe* (Leçon de clinique recueillie par M. F. C. *Union médicale*).

1849. *Angioleucite profonde. Amputation coxo-fémorale* (Mémoire. *Gazette méd. de Paris.* Extrait communiqué à l'Académie des sciences, séance du 29 janvier).

— *Un accident au port de Cherbourg. Fractures diverses et appareil nouveau pour celles de la cuisse* (Brochure. Extrait dans la *Revue médico-chirurgicale*).

— *Inflammation des gaînes des tendons* (Observation présentée à la Soc. de chirurgie).

— *Lésion de la tibiale postérieure. Ligature.* (Leçon de clinique. *Union médicale,* pages 130-135-138).

— *Fractures de la colonne vertébrale* (Leçon clinique recueillie par M. F. C. *Gaz. des hôp.*).

— *Trépanation* (Leçon de clinique recueillie par M. F. C., chirurgien de la marine. *Gaz. des hôp.*).

1851. *Amputation tibio-tarsienne.* Pages 130-147. *Union Médicale.*

— *Varicocèle.* Page 210 . . . . Id.

— *Hémorrhoïdes internes; cure radicale.* Page 222. . . . . Id.

— *Tamponnement dans les hémorrhagies.* Pages 314-318. Id.

— *Trépanation dans la carie des os.* P. 484-492-504-508. Id.

1852. *Névralgies faciales; résection des nerfs; procédés nouveaux.* Pages 479-491-515-518 (Mémoire). . . . . . . Id.

1853. *Exstrophie de la vessie; procédé opératoire nouveau.* Page 449 (Mémoire). . . . . Id.

— *Hémorrhoïdes internes; caustique de Vienne.* Page 505. Id.

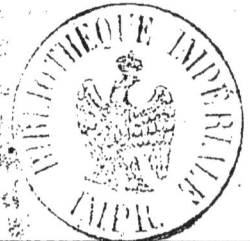

Paris. — Typographie FÉLIX MALTESTE et Cᵉ, rue des Deux-Portes-St-Sauveur, 22.

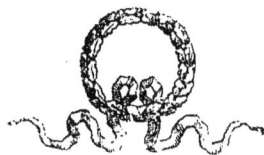

Paris, Imp. Félix Malteste et Cie, rue des Deux-Portes-St-Sauveur, 22.

www.ingramcontent.com/pod-product-compliance
Lightning Source LLC
Chambersburg PA
CBHW071254200326
41521CB00009B/1769